Cuidados Paliativos
nas Unidades de
Terapia Intensiva

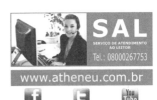
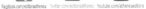

Cuidados Paliativos nas Unidades de Terapia Intensiva

Organizadora
RACHEL DUARTE MORITZ
Professora associada do Departamento de Clínica Médica da UFSC; Coordenadora do Comitê de Terminalidade da Vida e Cuidados Paliativos da AMIB e do Grupo de Estudos do Fim da Vida do Cone Sul; Membro da Câmara Técnica de Terminalidade da Vida e Cuidados Paliativos do CFM; Coordenadora do Mestrado Profissional em Cuidados Intensivos e Paliativos UFSC

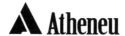

Editora Atheneu

> São Paulo — Rua Jesuíno Pascoal, 30
> Tels.: (11) 222-4199 • 220-9186
> Fax: (11) 223-5513
> E-mail: atheneu-sp@atheneu.com.br
> Home Page: www.atheneu.com.br
>
> Rio de Janeiro — Rua Bambina, 74
> Tel.: (21) 539-1295
> Fax: (21)538-1284
> E-mail: atheneu@atheneu.com.br
> Home Page: www.atheneu.com.br
>
> Belo Horizonte — Rua Domingos Vieira, 319 — Conj. 1.104

Capa: Paulo Verardo
Produção Gráfica: MWS Design

Dados Internacionais de Catalogação na Publicação (CIP)
(Câmara Brasileira do Livro, SP, Brasil)

Cuidados paliativos nas unidades de terapia intensiva / organizadora Rachel Duarte Moritz. -- São Paulo : Editora Atheneu, 2012.

Vários autores.
ISBN 978-85-388-0311-9

1. Cuidados paliativos 2. Medicina intensiva - Manuais, guias, etc. 3. Urgências médicas I. Moritz, Rachel Duarte.

2-12461
CDD-616.028
NLM-WX 218

Índices para catálogo sistemático:
1. Terapia intensiva: Emergência: Cuidados paliativos: Medicina 616.0282.

MORITZ, R. D.
Cuidados Paliativos nas Unidades de Terapia Intensiva

© EDITORA ATHENEU – São Paulo, Rio de Janeiro, Belo Horizonte. 2013

Autores

ALBERTO DEICAS
Médico Intensivista, Chefe do Serviço de Medicina Intensiva da Mutualista CASMU – Uruguai; Membro do Grupo de Estudos do Fim da Vida do Cone Sul

CRISTINE NILSON
Enfermeira da UTIP do Hospital de Clínicas de Porto Alegre; Doutoranda em Saúde da Criança-PUC-RS; Mestre em Saúde da Criança-PUC-RS; Especialista em Gestão de Recursos Humanos-FEEVALE-RS; Membro do Grupo de Estudos do Fim da Vida do Cone Sul

DANIEL FORTE
Doutor em Ciências Médicas pela FMUSP; Médico assistente da UTI da Clínica Médica do HC-FMUSP; Médico coordenador da Equipe de Cuidados Paliativos do Hospital Sírio-Libanês; Coordenador do Programa de Cuidados Paliativos da Rede Amil-SP; Membro do Comitê de Terminalidade da Vida e Cuidados Paliativos da AMIB e do Grupo de Estudos do Fim da Vida do Cone Sul

JUAN PABLO ROSSINI
Diretor do Comitê de Bioética da Sociedade Argentina de Terapia Intensiva; Membro do Grupo de Estudos do Fim da Vida do Cone Sul

JEFFERSON PIVA
Professor dos departamentos de Pediatria da Faculdade de Medicina da Universidade Federal do Rio Grande do Sul e da Faculdade de Medicina da Pontifícia Universidade Católica do Rio Grande do Sul; Membro da Academia Brasileira de Pediatria; osapital dasMembro da Membro da Câmara Técnica de Terminalidade da Vida e Cuidados Paliativos do CFM

JULIANA EL HAGE MEYER DE BARROS GULINI
Fisioterapeuta do Hospital Universitário Polydoro Ernani de São Thiago-UFSC; Doutoranda do Programa de Pós-graduação em Enfermagem-UFSC; Mestre Ciências do Movimento Humano UDESC; Membro do Comitê de Cuidados Paliativos HU/UFSC

JUSSARA DE LIMA E SOUZA
Médica Neonatologista – Brasil; Coordenadora do Grupo de Cuidados Paliativos em neonatologia do Hospital da Mulher; Membro da Membro da Câmara Técnica de Terminalidade da Vida e Cuidados Paliativos do CFM

LARA KRETZER
Médica Intensivista dos Hospitais Universitário e Nereu Ramos; Membro do Comitê de Terminalidade da Vida e Cuidados Paliativos da AMIB; Membro do Grupo de Estudos do Fim da Vida do Cone Sul

NÁRA SELAIMEN GAERTNER DE AZEREDO
Doutora em Direito Médico – Universidade de Londres; Mestre pela Faculdade de Medicina da UFRGS; Doutoranda do mesmo programa; Coordenadora de Enfermagem da UTI do HNSC/GHC; Especialista em Terapia Intensiva pela UFRGS; Membro do Grupo de Estudos do Fim da Vida do Cone Sul

PATRÍCIA M. LAGO
Médica Pediatra Intensivista do Hospital das Clínicas de Porto Alegre; Professora adjunta do Departamento de Pediatria da Universidade Federal de Ciências da Saúde de Porto Alegre; Membro do Comitê de Terminalidade da Vida e Cuidados Paliativos da AMIB e do Grupo de Estudos do Fim da Vida do Cone Sul

RACHEL DUARTE MORITZ
Professora associada do Departamento de Clínica Médica da UFSC; Coordenadora do Comitê de Terminalidade da Vida e Cuidados Paliativos da AMIB e do Grupo de Estudos do Fim da Vida do Cone Sul; Membro da Câmara Técnica de Terminalidade da Vida e Cuidados Paliativos do CFM; Coordenadora do Mestrado Profissional em Cuidados Intensivos e Paliativos UFSC

RAQUEL PUSCH DE SOUZA
Especialista em Psicologia Hospitalar - CFP; Especialista em Saúde Mental – PUC-PR; Especialista em Situações de Crises e Conflitos - UNB; Mestre em Organizações e Desenvolvimento – Políticas Públicas – FAE; Membro do Comitê de Terminalidade da Vida e Cuidados Paliativos da AMIB e do Grupo de Estudos do Fim da Vida do Cone Sul

RICARDO TAVARES DE CARVALHO
Médico Cardiologista; Coordenador do Grupo de Paliativos HCFUSP; Diretor do Instituto Paliar

Apresentação

É com enorme satisfação que a AMIB consegue lançar este ano o tão esperado livro de *Cuidados Paliativos nas Unidades de Terapia Intensiva*. A presidente da comissão e editora do livro, Prof. Dra. Rachel Moritz, conseguiu reunir um grupo de especialistas de grande valor, de todo o Brasil, para escrever uma obra completa e atualizada sobre o assunto. A atuação da Comissão de Cuidados Paliativos foi fundamental para que esta publicação acontecesse dentro do prazo.

Além das habilidades de realizar procedimentos e do conhecimento de fisiopatologia, diagnóstico e tratamento das condições clínicas inerentes da especialidade, o intensivista de hoje precisa saber utilizar técnicas de comunicação em situações difíceis, ouvir ativamente, gerar empatia e ter conhecimento em bioética. É fundamental que ele esteja de acordo com todas as recomendações e mudanças de comportamento em relação ao paciente que necessita apenas de conforto por parte da equipe de saúde.

Para isso, este livro trará uma grande contribuição para a medicina intensiva brasileira.

Aproveitem!

JOSÉ MÁRIO TELES
Presidente da AMIB
(gestão 2012-2013)

Prefácio I

O conceito de Cuidados Paliativos evoluiu ao longo do tempo à medida que os profissionais de saúde assimilavam adequadamente suas verdadeiras áreas de alcance. Tradicionalmente, eram vistos como sendo aplicáveis exclusivamente no momento em que a morte do paciente era iminente. Hoje podem ser oferecidos, já no estágio inicial, do curso de quaisquer doenças crônico-degenerativas. Em 2011, a medicina paliativa foi reconhecida pela Associação Médica Brasileira como área de conhecimento adstrita a diferentes especialidades médicas. Importante ressaltar que embora guarde estreito vínculo com a prática médica, outros profissionais como psicólogos, nutricionistas, enfermeiros, terapeutas ocupacionais, fisioterapeutas, fonoaudiólogos são envolvidos nesse tipo de assistência. A Organização Mundial da Saúde fez saber que o aumento da expectativa de vida pressupõe uma transformação demográfica sem precedentes, sendo que em 2050, a população maior que 60 anos passará dos atuais 600 milhões para cifra próxima a dois bilhões de pessoas. O aumento será maior e mais rápido nos países em desenvolvimento, onde se espera que a população idosa seja quadruplicada durante os próximos 50 anos, o que significa que os profissionais de saúde deverão estar preparados para essa realidade que impõe o domínio de habilidades para cuidar, confortar e aliviar o sofrimento de um enorme contingente de pessoas portadoras de enfermidades sem perspectivas de cura.

A pergunta que se impõe, portanto, é, estarão as escolas de medicina atentas a essa nova realidade? O modelo cartesiano-flexneriano, matriz da formação médica atual, mostra-se incapaz de oferecer resposta adequada a esse questionamento. O extraordinário avanço biotecnocientífico, aliado ao uso acrítico de métodos de semiologia armada, descaracterizou a medicina como arte levando o profissional a afastar-se das dimensões antropológicas das pessoas enfermas. Heidegger definiu a tecnociência como "veículo que conduz a vida à pura instrumentalidade, inviabilizando o projeto de existência humana autêntica". Jacques Ellul, assim como Heidegger, reconheceu a civilização da técnica como instrumento de anulação da liberdade humana e identificou "uma perversão do homem pela tecnologia", já que esta o desviou de seus objetivos essencialmente humanos. Não infrequentemente, os profissionais de saúde são dominados pelo fascínio da tecnologia médica e criam a ilusão de que as informações dela advindas seriam suficientes para validar todos os procedimentos da hodierna biomedicina.

Mais dramático ainda, é que o impressionante crescimento da biotecnociência foi sendo assimilado de maneira inadequada na prática profissional, pois originalmente complementares, os métodos de semiologia armada transformaram-se em procedimentos essenciais, deixando a condição de súditos para assumirem a posição de soberanos nas tomadas de decisões médicas. A vinculação entre profissional e enfermo, que o ato médico impõe deve ser o resultado de dois movimentos que se completam. O do enfermo que procura o profissional e o do médico que acolhe o paciente. Embora ambos sejam qualitativamente distintos, Hipócrates os descreveu através da palavra *"philia"*, que pode ser traduzida como amizade, amor, solidariedade e compaixão, sentimentos pouco presentes no atendimento médico praticado hoje.

Desde as primeiras lições, o estudante de medicina é ensinado por metodologia analítica, que para bem compreender uma enfermidade deverá dividir o objeto de seu estudo em tantas partes quanto possível. Este modelo de ciência foi proposto por René Descartes, filósofo francês que no século XVII escreveu *O Discurso do Método*, onde propôs que a busca do saber científico verdadeiro deveria partir do conhecimento das partes e, somente por intermédio deste procedimento, poder-se-ia alcançar os autênticos objetivos de qualquer pesquisa. O modelo vigente de ensino médico, inaugurado no início do século XX por Abraham Flexner é fiel herdeiro da proposta cartesiana. Em 1910, o famoso Relatório Flexner, impôs mudanças radicais, embora necessárias, no relapso sistema de ensino médico norte-americano. Pois bem, inegavelmente imprescindíveis, o método cartesiano que permitiu desvincular a ciência do território inadvertidamente ocupado por doutrinas religiosas e o modelo flexneriano de ensino que trouxe credibilidade à formação médica, ambos permaneceram imutáveis até nossos dias, desconhecendo que no transcurso do século XX a sociedade assistiu a transformações no campo do conhecimento científico e dos valores morais como nunca antes havia ocorrido em toda história da humanidade. Fundamental, portanto, será reconhecer a necessidade de introduzir mudanças no ensino para formar profissionais mais sensíveis e atentos aos novos horizontes que se apresentam à prática da medicina, pois é forçoso considerar que educar é muito mais que autorizar escolas a oferecerem certificação acadêmica. Educar, outrossim, não é simplesmente *"instruir"*, mas aperfeiçoar a formação do caráter de uma pessoa. Assim sendo, há que se perceber que, além de habilidades técnicas, as universidades devem *"formar"* médicos que respeitem valores éticos distintos daqueles que lhes são próprios.

Cresceu enormemente o poder de intervenção do médico sem que ocorresse, simultaneamente, uma reflexão sobre o impacto dessa nova realidade na qualidade de vida dos enfermos. Seria ocioso comentar os benefícios auferidos com as novas metodologias diagnósticas e terapêuticas. Incontáveis são as vidas salvas em situações críticas como, por exemplo, os pacientes recuperados após infarto agudo do miocárdio e enfermidades com graves distúrbios hemodinâmicos que são resgatados plenamente saudáveis através de engenhosos procedimentos terapêuticos. Ocorre que nossas UTIs passaram a receber, também, pacientes portadores de doenças crônicas incuráveis com intercorrências clínicas as mais diversas e que são contemplados com os mesmos cuidados oferecidos aos agudamente enfermos. Se para os últimos, com frequência, alcança-se plena recuperação, para os crônicos pouco se oferece, além de um sobreviver precário e, às vezes, não mais que vegetativo.

Somos expostos à dúvida sobre o real significado da vida e da morte. Até quando avançar nos procedimentos de suporte vital? Em que momento parar e, sobretudo, guiados por quais modelos de moralidade? Despreparados para a questão, passamos a praticar uma medicina que subestima o respeito ao paciente portador de enfermidade terminal, impondo-lhe longa e sofrida agonia. Adiamos a morte à custa de insensato e prolongado sofrimento para o paciente e sua família. As evidências parecem demonstrar que esquecemos o antigo aforismo que reconhece como função do médico *"curar às vezes, aliviar frequentemente e confortar sempre"*.

Subestima-se o cuidar da pessoa doente e privilegia-se o tratamento da doença da pessoa, desconhecendo que a missão primacial da medicina deve ser a busca do bem-estar físico e emocional do enfermo, já que todo ser humano sempre será uma complexa realidade biopsicossocial e espiritual. A obsessão em manter a vida biológica a qualquer custo nos conduz à chamada obstinação terapêutica. Para aqueles que ainda consideram a vida um bem sagrado e intocável é importante considerar o contido na Declaração sobre Eutanásia, de maio de 1980, emitido pela Igreja Católica: *"É lícito renunciar a certas intervenções médicas inadequadas às situações reais do doente, porque não proporcionadas aos resultados que se poderiam esperar ou ainda porque demasiado gravosas para ele e sua família. Nestas situações, quando a morte se anuncia iminente e inevitável pode-se em consciência renunciar aos tratamentos que dariam somente um prolongamento precário e penoso da vida..."*. O autor desse documento, Papa João Paulo II, foi protagonista dessa recomendação, ao declinar da proposta, que lhe fora sugerida para ser internado na UTI do Hospital Gemelli em Roma, preferindo passar seus últimos momentos de vida recolhido em seus aposentos, ouvindo as preces de uma multidão de fiéis reunidos em longa vigília na Praça de São Pedro, na cidade do Vaticano.

Entretanto, vários estudos indicam que essa não é a maior causa apontada por médicos intensivistas para justificar a adoção de medidas terapêuticas desproporcionais em pacientes sem perspectivas de recuperação clínica, o que redunda na prática da distanásia ou obstinação terapêutica. O que os atemoriza é a possibilidade de serem passíveis de processos civis ou criminais por omissão de socorro, caso registrem no prontuário médico, decisões referentes às "*ordens de não ressuscitação*" (ONR), ou a retirada de procedimentos de suporte de vida. Atento a essa realidade, o Conselho Federal de Medicina (CFM) emitiu a Resolução de nº 1805, publicada no Diário Oficial da União, em 28 de novembro de 2006, que permitia ao médico limitar ou suspender procedimentos e tratamentos que prolongassem a vida do doente em fase terminal de enfermidade grave e incurável, desde que respeitada a vontade do paciente ou de seu representante legal. Esta Resolução do CFM teve sua eficácia suspensa em outubro de 2007, tendo sua vigência restaurada pelo Ministério Público Federal somente em fevereiro de 2011. Do mesmo modo, o Código de Ética Médica vigente desde 13 de abril de 2010, estabelece no parágrafo único do artigo 41 que "*nos casos de doença incurável e terminal, deve o médico oferecer todos os cuidados paliativos disponíveis, sem empreender ações diagnósticas ou terapêuticas inúteis ou obstinadas, levando sempre em consideração a vontade expressa do paciente ou, na sua impossibilidade, a de seu representante legal*".

Considerando a habitual morosidade em que as instituições de ensino médico demonstram ao incorporar em suas grades curriculares, temas emergentes como o referente aos cuidados paliativos, entendemos que iniciativas como a da presente publicação sejam fundamentais para melhor orientar os profissionais de saúde em suas práticas cotidianas.

A obra organizada por Rachel Moritz nos oferece um roteiro, ao mesmo tempo denso em informações científicas e cuidadosamente estruturado, com ênfase no caráter multidisciplinar próprio dos cuidados paliativos. Os colaboradores, mesmo considerando os temas mais áridos da temática em pauta, tiveram extremo cuidado ao redigirem seus respectivos capítulos respeitando o necessário equilíbrio entre o conteúdo de informações especializadas e o tempo para uma agradável experiência de leitura. Finalmente, cabe parabenizar os leitores que terão em mãos um compêndio de cuidados paliativos, com rigor científico e marcadamente didático.

JOSÉ EDUARDO DE SIQUEIRA
Coordenador do Curso de Medicina da Pontifícia Universidade Católica do Paraná/Campus Londrina; Membro do board de Diretores da International Association of Bioethics; Membro da Câmara Técnica de Cuidados Paliativos do Conselho Federal de Medicina.

Prefácio II

Começo esse prefácio analisando o título desta obra: "Cuidados Paliativos nas Unidades de Terapia Intensiva". Para uns, um contra senso ou, até mesmo, um paradoxo. Para outros, a possibilidade ética, no campo da dignidade humana, de morrer sem sofrimento, sem medidas extraordinárias, inúteis ou fúteis, atingindo o máximo de respeito ao ser humano no fim da vida.

Há bem pouco tempo esse livro não teria razão para existir. Hoje ele é essencial para a boa prática médica. Houve uma época em que certos termos foram utilizados, frutos de uma incompreensão absoluta, como por exemplo, "fora de possibilidade terapêutica". Os cuidados paliativos, mesmo em uma UTI, muitas vezes, é a única terapêutica a ser empregada e deve, sempre, começar precocemente em todo paciente ameaçado de morrer, seja por agravos agudos ou por intercorrências em pacientes portadores de doenças crônico-degenerativas.

Os últimos 10 anos consignaram um tempo de reflexão e maturidade para aqueles que se debruçaram sobre o tema, buscando respostas para os dilemas éticos enfrentados no dia a dia dos médicos.

Entidades Médicas e Sociedades de Especialidades Médicas criaram grupos de trabalho e câmaras técnicas para discutir a morte e o morrer, principalmente, com dignidade. Filósofos, juristas, psicólogos e teólogos foram incorporados em uma equipe multiprofissional com a tarefa de debater as questões referentes à morte e aos cuidados paliativos.

Em 2006, o Conselho Federal de Medicina criou sua Câmara Técnica de Terminalidade da Vida e Cuidados Paliativos que, em um período de um ano, apresentou ao Corpo de Conselheiros uma minuta de resolução (1805/2006), combatida judicialmente pelo Ministério Público, que passou de acusador a defensor, sendo arquivada pelo Poder Judiciário, quatro anos depois. Em 2010, o novo Código de Ética Médica consagrou o seu mérito em seus Princípios Fundamentais e o disciplinou como dever de conduta.

Em 2011, a Medicina Paliativa foi definitivamente regulamentada como área de atuação, com um ano de duração, tendo como pré-requisito as especializações em Clínica Médica, Oncologia, Geriatria, Pediatria, Anestesiologia e Medicina de Família e Comunidade.

No mesmo ano foi lançado o livro "Conflitos Bioéticos do Viver e do Morrer", elaborado pela Câmara Técnica de Terminalidade da Vida e Cuidados Paliativos do CFM, organizado pela Professora Doutora Rachel Duarte Moritz, integrante da CT.

Quem conhece Rachel sabe do seu dinamismo e sabe como ela é empreendedora. Rachel faz acontecer.

Rachel foi escolhida a dedo para participar da CT desde o seu início e sabíamos que teríamos que acompanhá-la em sua capacidade de trabalho e sua vontade de realizar cursos, palestras e livros.

Rachel engrandeceu o grupo, trabalhando duro e buscou, dentro da Medicina Intensiva, mudar a realidade.

Este livro é a prova de que ela não para. Atualmente participa da primeira turma do programa de residência médica, área de atuação em medicina Paliativa, autorizada pelo MEC, no Hospital Universitário da Universidade Federal de Santa Catarina (UFSC).

Nós, do Conselheiro Federal de Medicina, estamos muito orgulhosos de seu trabalho.

ROBERTO LUIZ D'AVILA
Presidente do Conselho Federal de Medicina

Sumário

1. **Identificação e Abordagem Inicial do Sofrimento,** *1*
   Raquel Pusch de Souza

2. **Especificidades da Comunicação em Situações Críticas,** *5*
   Raquel Pusch de Souza
   Daniel Forte

3. **Cuidados Paliativos na UTI: Definições e Aspectos Éticos e Legais,** *19*
   Rachel Duarte Moritz
   Juan Pablo Rossini
   Alberto Deicas

4. **Processo de Tomada de Decisão: como Diferenciar as Fases de Assistência Paliativa na UTI,** *33*
   Daniel Neves Forte
   Ricardo Tavares de Carvalho

5. **Predições Probabilísticas em Cuidados Paliativos,** *41*
   Daniel Neves Forte

6. **Cuidados Paliativos – Identificação e Controle dos Sintomas,** *53*
   Lara Patrícia Kretzer

7. **Cuidados Paliativos em UTIs Pediátricas,** *71*
   Patrícia Lago
   Jefferson Piva

8. **Cuidado Paliativo na UTI Neonatal,** *85*
   Jussara de Lima e Souza

9. **Cuidado Paliativo na UTI: Abordagem da Fisioterapia,** *95*
   Juliana El Hage Meyer de Barros Gulini

10. **Cuidado Paliativo na UTI: O papel da Enfermagem na Equipe Multidisciplinar,** *103*
    Cristine Nilson

11. **O Papel do Enfermeiro no Controle dos Sintomas,** *107*
    Nára Selaimen Gaertner de Azeredo

Capítulo 1

Identificação e Abordagem Inicial do Sofrimento

■ Raquel Pusch de Souza

Introdução

A Unidade de Terapia Intensiva (UTI) atende a demanda de pacientes que necessitam de cuidados de alta complexidade, prestados por profissionais qualificados e capacitados para desenvolverem a prática em um ambiente altamente tecnológico. Trata-se de um local que possui algumas características próprias como a ênfase no conhecimento técnico-científico e na tecnologia a fim de manter o ser humano vivo; a presença constante da morte; a ansiedade, tanto dos sujeitos hospitalizados quanto dos familiares e trabalhadores de saúde; as rotinas, muitas vezes, rígidas e inflexíveis; e a rapidez de ação no atendimento, somadas ao ambiente estressante em razão de ausência de controle de iluminação natural, falta de privacidade e presença de ruídos.

Percebe-se que neste contexto, o cuidado ainda é orientado pelo modelo biologicista, cuja atenção está voltada, principalmente, para o órgão doente, para a patologia e para os procedimentos técnicos, em detrimento dos sentimentos, dos receios do sujeito doente e seus familiares e da maneira como vivenciam a situação de saúde-doença.

Em virtude desta realidade, há um movimento profissional e governamental pelo resgate e valorização da humanização no cuidado em saúde. Nos últimos anos, vários estudos[1] sobre a humanização do cuidado em UTI têm sido realizados em nosso meio. No âmbito governamental, ocorreu a criação, em 2001[2], do Programa Nacional de Humanização da Assistência Hospitalar–PNHAH, posteriormente denominado Programa Nacional de Humanização–PNH. De acordo com esse programa, a humanização envolve as dimensões ética, estética e política, cujo compromisso se assenta nos valores de autonomia e protagonismo dos sujeitos, de corresponsabilidade entre eles, de solidariedade dos vínculos estabelecidos, dos direitos dos usuários e da participação coletiva no processo de gestão. Deve incorporar o atendimento em todos os níveis de organização dos serviços de saúde, considerando-se que a maior fragilidade dos trabalhadores e dos gestores é a questão relacional entre subjetividades. Reforçando que os princípios que regem o Sistema Único de Saúde (SUS) devem ser assegurados, também, nos contextos de atendimento de nível terciário.

Trata-se de uma mudança de paradigma de atenção, saindo do modelo centrado em fatos e teorias de doença para um modelo balanceado de cuidado de saúde, que busca compreender o ser humano em sua totalidade, corpo e mente, subjetividades, valores e crenças, assim como de sua família.

O paciente na UTI

O paciente sente-se vulnerável no ambiente do UTI, por ser um local destinado a pacientes graves, o que o torna mais próximo da possibilidade da morte. A ansiedade, depressão, raiva, negação e dependência são referidos, de maneira constante, em pacientes que vivenciam essa experiência. A necessidade de intubação, alterações no ritmo do sono, a dor, a falta de autonomia, a limitação de movimentos das mãos ou braços devido aos acessos venosos e a falta de explicações sobre o seu tratamento são elementos que favorecem seu estresse.

A família na UTI

Foi adotada neste capítulo a definição de família proposta por Angelo[3]: *"família é um grupo autoidentificado de dois ou mais indivíduos, cuja associação é caracterizada por termos especiais, que podem ou não estar ligados por laços de sangue ou de lei, mas que funcionam de maneira a se considerarem uma família. O indivíduo define quem é sua família"*.

Quando a hospitalização de uma pessoa ocorre de forma aguda e inesperada há uma repercussão em toda sua família, com alterações no seu cotidiano, provocando uma crise que pode ser observada na sala de espera da UTI, com a desorganização das relações interpessoais devido à distância física do paciente, a problemas financeiros e ao medo da perda da pessoa amada. Os familiares demonstram esse desequilíbrio pela diminuição do número de horas de sono, por distúrbio na alimentação e aumento no uso de ansiolíticos.

Outro aspecto comum aos estudos[4] que dão voz à família é a preocupação que esta tem em relação às condições de saúde e ao cuidado prestado pela equipe ao seu ente querido. A família permanece em estado de vigília, observando o cuidado prestado, querendo acompanhar e permanecer junto do seu ente querido. O desejo de estar mais presente é significativo para a família que acredita que isso será valioso ao paciente, auxiliando inclusive na sua recuperação. A família também revela que precisa, além de informações objetivas, relativas ao quadro clínico e à evolução, estar presente, ser ouvida, ser confortada e de ter seu sofrimento reconhecido.

Outro aspecto evidenciado na literatura é a repercussão da vivência na UTI na vida das pessoas envolvidas. Em um estudo realizado nos Estados Unidos da América do Norte, os pais se tornam mais equilibrados emocionalmente no terceiro dia da internação de filho na UTI[5]. A ansiedade diminui, para um nível moderado, em torno do segundo ao quarto dia de internação. Entretanto, o nível de estresse não parece diminuir em internações prolongadas. Mesmo após a alta da criança, os pais experienciam estresse insatisfeitos com o funcionamento familiar, e percebem a falta de coesão e adaptação da família. Os escores de sintomas de estresse familiar continuam altos, muito acima do normal durante o período de seguimento da internação[6]. Curley[7] observou que a mudança na aparência da criança e os procedimentos realizados eram os maiores estressores para os pais nos primeiros dias da internação, porém conforme o passar do tempo, a comunicação com a equipe foi o elemento que contribuiu para aumentar o estresse da família.

O suporte emocional na tríade paciente, família e equipe

O paciente, ao ser internado em uma UTI, perde sua privacidade, expõe seu corpo, fica restrito ao leito, além de ser submetido a exames e procedimentos invasivos, o que gera muitas vezes, ansiedade e depressão as quais podem ser minimizadas pela boa comunicação e inclusão dele (paciente) em seu processo de recuperação. Para tal, é necessário informá-lo sobre a rotina da UTI no momento da admissão, sobre os procedimentos e exames; é também preciso estar disponível para esclarecimentos, bem como falar a verdade e evitar discursos/comentários desnecessários à beira do leito.

A equipe pode enviar mensagens que estimulem a segurança do paciente, o sentimento de controle e a esperança, colocando-o em um papel ativo, positivo e não em um papel passivo de vítima. A equipe deve ajudar o paciente a desenvolver mensagens de autodiálogo que podem propiciá-lo a sentimentos como:

- Segurança
- Sensação de controle
- Capacidade de adaptação
- Otimismo
- Esperança.

Outro ponto fundamental é o cuidado e a comunicação com os familiares dos pacientes, considerando que esses vivem um momento de crise diante da possibilidade da perda do seu entre querido, gerando desequilíbrio de seu sistema.

Segundo Carter[8], o ajustamento familiar pode ser influenciado pela idade do paciente, pelo diagnóstico, pela sua representação e função na família, pelas relações individuais e pela estrutura psicológica geral do sistema familiar. Para Souza[9] é necessário abandonarmos o estereótipo da família que cada um constituiu como base em sua própria experiência, possibilitando uma visão mais ampliada das diversas formas de funcionamento familiar que existem na rotina da UTI.

Conclusão

A internação do ente querido pode elevar o nível de estresse diante de um diagnóstico grave fazendo com que a comunicação equipe-família seja complexa, devido às circunstâncias emocionais difíceis. Essa vulnerabilidade faz com que a equipe precise ter um bom relacionamento com a família e estar disponível para uma comunicação efetiva, clara e dinâmica. A família deve ser acolhida em seus questionamentos e dúvidas. Os diálogos devem ocorrer diariamente sem necessidade de detalhamento técnico, com linguagem acessível.

Referências

1. Bettinelli LA, Erdmann AL. Internação em unidade de terapia intensiva e a família: perspectivas de cuidado. Av.enferm, XXVIII(91):15-21,2008.
2. Ministério da Saúde. Secretaria de Atenção à Saúde. Núcleo Técnico da Política Nacional de Humanização. 4ª. ed. 1ª. reimpressão Série B. Textos Básicos de Saúde. Brasília – DF. 2001.
3. Angelo M. Com a família em tempos difíceis: uma perspectiva de enfermagem. 1997. Tese (Livre Docência) - Escola de Enfermagem, Universidade de São Paulo, São Paulo, 1997.
4. Urizzi F, Carvalho LM, Zampa HB, Ferreira GL, Grion CMC, Cardoso LTQ. Vivência de familiares de pacientes internados em unidades de terapia intensiva. Rev Bras Ter Intensiva. 2008; 20(4): 370-5;
5. Aldridge MD. Decreasing parental stress in the pediatric intensive care unit. Crit. Care Nurs.25(6):40-50.
6. Board R, Ryan-Wenger N. State of the science on parental stress and family functioning in pediatric intensive care units. Am J Crit Care 2000;9(2):106-22.
7. Curley MAQ: Effects of the nursing mutual participation model of care and parental stress in the pediatric intensive care unit. Heart Lung1988;17:682-688.
8. Carter, B. McGoldrick M. As Mudanças no ciclo de vida familiar – Uma estrutura para terapia familiar. Porto Alegre: Artes Médicas, 1995.
9. Souza, R. Manual de Rotinas de Humanização em Medicina Intensiva. Curitiba – PR 2ª. Edição. Ed. Atheneu, 2010.

Capítulo 2

Especificidades da Comunicação em Situações Críticas

■ Raquel Pusch de Souza
■ Daniel Forte

Introdução

No ambiente hospitalar, entende-se que além de um tratamento digno, solidário e acolhedor ao paciente e a seus familiares por parte dos trabalhadores, uma nova postura ética deve permear todas as atividades profissionais. É neste contexto, que a habilidade na comunicação pode ser o diferencial a ser oferecido.

As especificidades da comunicação, em situações críticas, exige que o profissional da saúde desenvolva um modelo centrado no acolhimento do paciente e de sua família. Para isso, se faz necessário, o desenvolvimento de uma nova maneira de se dialogar. Neste contexto, o diálogo é justamente a oportunidade de se produzir conhecimento, esclarecimento e um momento para acolhimento, quando se fala em situações críticas.

O diálogo é o momento original no qual se percebe que tem-se que ouvir para poder falar. Ele também permite notar o modo de interatividade e vulnerabilidade do interlocutor. Em suma, o diálogo é perceber o outro. Quando se comunica não deve haver simplesmente a preocupação formal de dar uma informação ou determinada notícia, é necessário que se crie condições favoráveis para que a informação possa ser transmitida. Deve haver, de fato, aquilo que podemos chamar de 'levar em conta' o que é dito.

Muitas vezes pode não haver nenhum canal de comunicação, mas, se houver uma disposição da pessoa para conversar, essa disposição deve ser capilar. É fundamental que o profissional da saúde tenha seu discurso consistente, pois o mesmo produz um efeito concreto que transforma o conteúdo transmitido em entendimento ao interlocutor. A construção de uma nova práxis no espaço interdisciplinar deve ser norteada por princípios éticos e humanitários, por meio de um processo dialógico e reflexivo. O diálogo, no entanto, não significa somente ouvir o outro, mas também incentivá-lo a participação do contexto apresentado.

Sabe-se que o diálogo pode diminuir distâncias e fortalecer os laços interdisciplinares bem como em relação ao paciente e seu familiar.

O ser humano é um ser de relações no mundo e com os outros. Com o contato com o outro, o homem transforma-se a si próprio e assume a condição de ser protagonista, porque já não se satisfaz em assistir, mas quer participar, partilhar, construir tanto para si como para o outro. Um dos pilares básicos que sustenta a filosofia da comunicação, é o ato ou efeito de transmitir e receber mensagens por meio de métodos e/ou processos convencionados, quer por meio da linguagem falada ou escrita, quer por meio de outros sinais, signos, símbolos, quer de aparelhamento técnico especializado, sonoro e/ou visual.

Discute-se muito dois tipos de comunicação básica: a verbal, referindo-se às palavras expressas por meio da fala ou escrita e a não verbal, ocorrendo por meio de gestos, silêncio, expressões faciais e postura corporal. Mesmo em silêncio, a pessoa pode comunicar sua dor, sua alegria, como também sua intenção de não falar.

Didaticamente a comunicação se divide em duas partes: o conteúdo – fato ou informação; e o sentimento – energia que acompanha a informação a ser transmitida. Portanto, podemos interpretar as mensagens não apenas pelo que falamos, mas também pelo modo como nos comportamos, por meio da linguagem corporal: proximidade, postura e contato visual. Comunicar é o processo de transmitir e receber mensagens por meio de signos sejam eles símbolos ou sinais. Por signos, os mais gerais elementos da comunicação, pode-se entender os estímulos que transmitem uma mensagem sendo eles convencionais e arbitrários. Os signos são formados por símbolos ou sinais. Símbolos são signos objetivos, que têm uma única decodificação possível como, por exemplo, as palavras que compõe a mensagem contida neste texto. Sinais, por outro lado, são signos que tem mais de um significado: eles são mais subjetivos, dependentes da maneira como são percebidos e interpretados no contexto em que eles ocorrem.

A comunicação apresenta quatro elementos, a saber:
- O comunicador
- A mensagem
- O receptor
- A mudança de comportamento.

A forma ou o meio de comunicação envolve estes quatro elementos. Por forma se entende a técnica envolvida (verbal, escrita, corporal, facial, etc.), e o meio é o ecossistema onde os elementos estão envoltos. Ambos, forma e meio podem definir, favorecer ou dificultar o processo.

O papel do receptor na comunicação

O ser humano tem a tendência a entender a comunicação a partir de seu próprio conjunto de valores, características e paradigmas. Muitas vezes é necessário que o receptor se predisponha a alterar seu conjunto próprio de valores, características e paradigmas, para que a comunicação possa ser eficazmente incorporada. Os seres humanos tendem a perceber e estruturar suas expectativas, ou seja, vemos, escutamos e fazemos o que queremos. Aquilo que diverge das nossas expectativas, tendemos a ignorar ou resistir, por próprio instinto de preservação. As barreiras e filtros do receptor ao receber uma mensagem fazem com que o receptor assimile parte daquilo que está sendo transmitido. Por estes filtros, esquece, rejeita e reprime a mensagem que não o interessa, ou que esbarra em algum de seus preconceitos ou julgamentos do emissor, ou ainda da mensagem proferida. O receptor é soberano no processo de comunicação.

Grande parte do sucesso da comunicação se pode atribuir ao receptor, e não somente ao emissor como é popularmente acreditado. Um bom comunicador é aquele que considera a capacidade de entendimento do receptor, isto é devemos ter em mente que para se ter uma comunicação eficaz se deve valorizar a experiência do receptor. Para que isto seja plenamente atingido, é necessário utilizar metáforas do conhecimento dos receptores que facilitem o entendimento. Em verdade, a comunicação só é possível usando a linguagem que o receptor conhece, utiliza e é familiar.

Aperfeiçoamento da comunicação

Não existe uma melhor receita, mas se pode refletir sobre uma maneira de efetuar uma mudança comportamental como efeito da comunicação.

Perceber as diferenças entre comunicador e receptor, em si, já é uma forma de comunicação porque não existe uma comunicação de "um para outro" e sim "entre nós". A mensagem ou experiência deve ser sempre compartilhada a fim de favorecer o processo da comunicação. Este processo está na etimologia da palavra, que vem do latim "communis", que significa "comum". Em outras palavras, comunicar é fazer comum ao receptor e emissor uma determinada mensagem ou experiência.

Uma vez estabelecido o objetivo de fazer comum uma determinada mensagem ou comportamento, o emissor precisa estabelecer os pontos de contato, ou ligação com os receptores, envolvendo as diversas áreas do comportamento. Pontes precisam ser construídas entre o comunicador e o pensamento (conhecer) dos receptores, seus sentimentos (sentir) e seus comportamentos (praticar). A construção destas três pontes é o fundamento inicial do processo comunicativo. Só se consegue uma comunicação eficaz quando estas três áreas de ambos, emissor e receptor estão envolvidas diretamente. O bom comunicador é aquele que conhece bem sua mensagem, a prática, e tem paixão em transmiti-la. Para tal é preciso plena convicção daquilo que se quer comunicar.

Se pudermos sistematizar alguns estágios da comunicação, poderíamos ordená-los da seguinte forma:

- Ter consciência da essência da mensagem;
- Elaborar o modo, como será compreendida a mensagem (a essência a ser comunicada);
- Investigar como o receptor captou a mensagem, como a entendeu, se existem dúvidas ou discordâncias.
- Delinear que mudanças de comportamento foram geradas no receptor, e também no emissor. Uma vez claras as mudanças, a comunicação pode ser dada por encerrada e bem sucedida.

Comunicação não verbal

A premissa básica da comunicação não verbal é de que a pessoa participa simultaneamente de duas dimensões existenciais decorrentes de dois modos de se relacionar com o mundo: uma verbal, que lhe confere um estatuto psicolinguístico, e outra não verbal, que lhe confere um estatuto psicobiológico. A comunicação verbal exterioriza o ser social, ao passo que a não verbal exterioriza o ser psicológico. Nestas duas dimensões, portanto, temos por um lado uma expressão linguística, capaz de caracterizar o ser psicossocial, e por outro lado um comportamento não verbal, capaz de caracterizar o ser psicobiológico. Somadas estas duas dimensões, a comunicação é capaz de caracterizar o ser individual.

A linguagem corporal ou paralinguística é complexa e composta de vários elementos: tom e qualidade de voz, altura, ritmo da fala, sons como resmungos ou suspiros, e outros aspectos extralinguísticos que envolvem a fala. Ler uma expressão facial, por exemplo, é um processo complexo que necessita de treinamento, sensibilidade e empatia, especialmente porque as expressões faciais são ambíguas, experimentais e exegéticas. O receptor interpreta a postura do emissor e conclui o motivo porque ele se porta desta maneira; esta interpretação pode ser diametralmente oposta ao real motivo, e exatamente por isto deve ser realizada com extrema cautela.

Tão forte é o elemento não verbal da comunicação, que podemos dizer que exerce quatro funções básicas:

- Complementar a comunicação verbal, utilizando qualquer sinal que reforce o que foi falado.
- Substituir a comunicação verbal, fazendo qualquer sinal não verbal que substitua as palavras.
- Contradizer a comunicação verbal, fazendo sinais que desmascarem o que está sendo falado.
- Demonstrar sentimentos, com emoções expressas pela face, sem palavras.

Com isto podemos afirmar que a principal função da comunicação não verbal é a demonstração dos sentimentos dos comunicadores, especialmen-

te através de expressões faciais e paraverbais que auxiliam a demonstração destas emoções, mesmo que não sejam explicitamente verbalizadas.

Em momentos de muita empatia, conseguimos perceber o notável poder da comunicação não verbal, quando, por exemplo, conseguimos "ler" com um olhar ou um gesto o significado exato da mensagem emitida. Ainda outro estudo sobre comunicação não verbal dá conta que apenas 7% dos pensamentos e intenções são transmitidos por palavras, enquanto 38% são transmitidas por sinais paralinguísticos, e o restante 55% por linguagem corporal. A comunicação não verbal tem o poder de resgatar a capacidade do emissor de perceber com maior precisão os sentimentos do receptor, suas dúvidas e dificuldades de verbalização. Isto permite ao emissor obter um feedback contínuo. A comunicação não verbal aciona um leque de interações interpessoais, por meio de gestos, posturas, expressões faciais, orientações do corpo, singularidades somáticas naturais e artificiais, organização dos objetos no espaço, e até pela relação de distância mantida entre os indivíduos. Ela é poderosa.

A comunicação corporal

Gardner[1] em seu estudo sobre as Múltiplas Inteligências classifica a comunicação do corpo dentro da **Inteligência Corporal Cinestésica** e a descreve assim: *"A característica desta inteligência é a capacidade de usar o próprio corpo de maneiras altamente diferenciadas e hábeis para propósitos expressivos assim como voltados a objetivos."* Todos possuem esta capacidade, alguns a usam com mais habilidade, outros com menos, mas todos nós, sem exceção, usamos o corpo para dizer o que pensamos e sentimos. Braços cruzados podem significar autoproteção, olhar que não fixa aparenta medo, pés que balançam afoitos mostram ansiedade, um aperto de mão forte ou fraco diz muito sobre alguém. Entretanto, não se pode descobrir a personalidade de uma pessoa com base em fatos isolados. Se a leitura corporal fosse a simples combinação de alguns traços com significados padronizados poderia ser criado um dicionário de comportamentos e acessá-lo, assim que se conhecesse alguém. A autora nos diz que essas características não são tão facilmente perceptíveis, é preciso treinar o modo de *Olhar*. Sim, O maiúsculo (aquele mesmo que o grande psicanalista Lacan falava, o Grande O). Tem este peso por ser muito diferente do olhar comum, este olhar inconsciente que se costuma ter quando se vive a vida sem atenção. *Olhar* está associado a atentar, reparar em algo, ver não só com os olhos, mas também com nosso cérebro.

A mensagem que o corpo expressa é acompanhada do mecanismo cognitivo, da forma de pensar adotada por cada pessoa, ou seja, meu corpo é a expressão do meu padrão mental de funcionamento. Para saber ler a fala corporal é preciso ter olhos e ouvidos bem treinados, respaldados nas diferentes experiências de vida e nas inúmeras formas de ver/olhar que podemos fazer sempre levando em conta o "tempero" e a sutileza de quem olha um Da Vinci na parede do Louvre.

A comunicação como habilidade social

Habilidades Sociais são classes de comportamento existentes no repertório do indivíduo que compõem um desempenho social competente. Esse desempenho se refere à capacidade do indivíduo de organizar pensamentos, sentimentos e ações em função de seus objetivos e valores, articulando-os a demandas imediatas e mediatas do ambiente[3].

O conceito de habilidades sociais inclui uma subárea que se refere à assertividade, que é conceituada como a habilidade de afirmação e defesa dos próprios direitos, através da expressão de pensamentos, sentimentos e crenças, de forma direta e honesta, sem desrespeitar o direito dos outros[4].

Habilidade Social e seu subcomponente, assertividade, são temas de diversas pesquisas, pois muitas escolhas que fazemos em nossas vidas estão estreitamente ligadas à que níveis de habilidade que temos. Nicodemo e Naressi[4] realizaram pesquisas que mostram que uma grande parte dos alunos que escolhem o curso de odontologia o faz por acreditarem que um bom profissional dessa área tem que possuir uma boa relação interpessoal, com seus pacientes, pois é uma relação de extrema confiança.

Enfim, o ato de se comunicar e a maneira mais ou menos competente em que esta comunicação é levada aos receptores, além de ser estudada como fenômeno, é uma função social e profissional, e se dá através de dois níveis: o verbal, que é aquele da fala, e o não verbal, que é transmitido através de qualquer sinal ou movimento, sendo bastante valorizado em profissões que estão diretamente ligadas ao corpo e ao movimento.

Comunicar-se é muito mais do que combinar a linguagem corporal ao tom de voz. Devemos também assimilar as palavras da outra pessoa, de modo que ela se sinta que estamos "falando a língua dela".

Outro ponto fundamental é o cuidado e a comunicação com a família, considerando que esta vive um momento de crise diante da possibilidade da perda do seu entre querido, gerando desequilíbrio de seu sistema. Segundo Carter[5], o ajustamento familiar pode ser influenciado pela idade do paciente, diagnóstico, pela sua representação e função na família, pelas relações individuais e pela estrutura psicológica geral do sistema familiar. Para esse entendimento é necessário abandonarmos o estereótipo da família que cada um constituiu como base em sua própria experiência, possibilitando uma visão mais ampliada das diversas formas de funcionamento familiar existente na rotina da Unidade de Terapia Intensiva (UTI).

A importância da comunicação entre paciente – família e equipe nas UTIs

O paciente, ao ser internado em uma UTI, perde sua privacidade, expõe seu corpo, fica restrito ao leito, além de ser submetido a exames e procedimentos invasivos, o que gera muitas vezes, ansiedade e depressão, que podem ser minimizadas pela boa comunicação e inclusão dele (paciente) em seu processo de recuperação. Para tal é necessário informá-lo sobre a rotina da UTI no momento da admissão, sobre procedimentos e exames; e estar disponível para esclarecimentos, bem como falar a verdade e evitar discursos ou comentários desnecessários à beira do leito. Outro ponto fundamental é o cuidado e a comunicação com a família, considerando que esta vive em momento de crise diante da possibilidade da perda do seu entre querido, gerando desequilíbrio de seu sistema.

Segundo Carter[5], o ajustamento familiar pode ser influenciado pela idade do paciente, diagnóstico, pela sua representação e função na família, pelas relações individuais e pela estrutura psicológica geral do sistema familiar. Para esse entendimento é necessário abandonarmos o estereótipo da família que cada um constituiu como base em sua própria experiência, possibilitando uma visão mais ampliada das diversas formas de funcionamento familiar existente na rotina da UTI. A internação do ente querido pode elevar o nível de estresse diante de um diagnóstico grave fazendo com que a comunicação equipe-família seja complexa pelas circunstâncias emocionais difíceis. Essa vulnerabilidade faz com que a equipe precise ter um bom relacionamento com a família e estar disponível para uma comunicação efetiva, clara e dinâmica. A família deve ser acolhida em seus questionamentos e dúvidas. Os diálogos devem ocorrer diariamente sem necessidade de detalhamento técnico, com linguagem acessível.

Uma comunicação efetiva e afetiva minimiza dificuldades e incertezas, diminui o nível de ansiedade, fortalecendo o sentimento de segurança, facilitando e promovendo o bom relacionamento entre equipe-família-paciente. Para isso, são necessários profissionais treinados no uso da linguagem, capazes de identificar e compreender as necessidades das famílias, e uma cultura institucional que promova um bom relacionamento entre todos os profissionais, pacientes e famílias. A comunicação, portanto, torna-se, o elemento fundamental para o equilíbrio e o bom funcionamento da equipe e consequentemente do serviço.

Avaliando o conforto do paciente em UTI

Muito se fala sobre conforto do paciente em uma UTI, conforto este relacionado à analgesia e sedação. Aqui abordaremos o entendimento do conforto a partir de uma comunicação honesta. De acordo com a definição do dicionário Aurélio a palavra *Conforto* está relacionada à *consolo, alívio, bem-estar material*. Mas é possível sentir-se confortável em uma UTI? Quando pensamos em conforto nos referimos ao conforto biopsicossocial e espiritual do indivíduo. O paciente precisa ser respeitado e atendido em suas necessidades e direitos como o controle da dor, privacidade, no entanto os pacientes não podem se sentir sozinhos ou abandonados. O paciente tem direito a informação, a comunicação isto é, ser ouvido, ter um ambiente adequado para o sono e ser respeitado em suas crenças.

Uma UTI nos remete a pensar em muitos fatores que podem causar desconforto ao paciente, entre eles: o estereótipo do ambiente ligado à morte, a quase nudez do paciente, espaço privado invadido com frequência, separação da família, presenciar óbitos de outros pacientes, e/ou visualizar pacientes em estado clínico, privação do sono, impossibilidade de se comunicar, entre outras coisas que podem gerar inquietação, intolerância, baixa resistência e frustração. Por esse motivo é importante que a equipe atue de forma a minimizar os aspectos causadores de desconforto psíquico e físico, pois os pacientes tendem a se identificar com a imagem que está no seu campo visual.

Camon[6] comenta *"A dor é de cada um, subjetiva e não se questiona. Mas é preciso fazer algo para a sua compreensão"*. Muitas vezes essa dor está relacionada a um fator psíquico pela própria situação. Mas obviamente é necessário investigar a causa da mesma, ou seja, distinguir a dor de origem orgânica, fisiológica, da dor emocional. Por esta razão há motivo de controvérsia quando a sedação é utilizada como redução do estresse psíquico. Então como podemos oferecer conforto/acolhimento? O acolhimento é percebido pelo paciente a partir da disponibilidade da equipe, por meio de uma comunicação honesta, a partir do respeitar por sua autonomia, estabelecendo assim um relacionamento baseado na segurança. Acima de tudo é imprescindível individualizar o cuidado.

Comunicando com o paciente intubado/traqueostomizado

Um dos recursos que podemos utilizar para iniciar uma comunicação com o paciente intubado ou traqueostomizado é encorajá-lo a cultivar a tranquilidade para poder se comunicar. É necessário que a equipe esteja preparada e disponha de tempo para propiciar o diálogo. A pressa causa ansiedade e gera afastamento. Abaixo é apontada uma sugestão de quadro de figuras e letras que podem auxiliar a comunicação junto ao paciente.

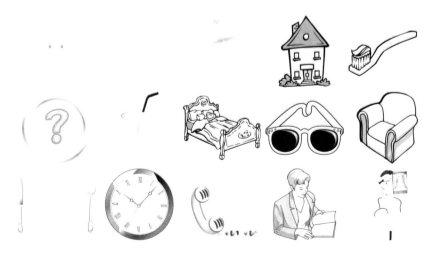

A	E	I	O	U
B	C	D	F	G	H
J	L	M	N	P	Q
R	S	T	V	X	Z

Outro fato que merece destaque é o de que a internação do ente querido pode elevar o nível de estresse diante de um diagnóstico grave fazendo com que a comunicação equipe-família seja complexa pelas circunstâncias emocionais difíceis. Essa vulnerabilidade faz com que a equipe precise ter um bom relacionamento com a família e estar disponível para uma comunicação efetiva, clara e dinâmica. A família deve ser acolhida em seus questionamentos e dúvidas. Os diálogos devem ocorrer diariamente sem necessidade de detalhamento técnico, com linguagem acessível.

Uma comunicação efetiva e afetiva poderá minimizar dificuldades e incertezas, diminuir o nível de ansiedade, fortalecer o sentimento de segurança, facilitando e promovendo o bom relacionamento entre equipe-família-paciente. Portanto, a comunicação efetiva e relacionamentos colaborativos entre os profissionais de saúde de UTIs e a família do paciente são componentes vitais para a qualidade dos cuidados e, consequentemente, para a qualidade da assistência hospitalar. Para isso, são necessários profissionais treinados no uso da linguagem, capazes de identificar e compreender as necessidades das famílias associados a uma cultura institucional que promova um bom relacionamento entre todos os profissionais, pacientes e famílias. A comunicação, portanto, torna-se, o elemento fundamental para o equilíbrio e o bom funcionamento da equipe e consequentemente do serviço.

Há uma diversidade de ações que podem ser desenvolvidas. Neste capítulo apresentam-se algumas possibilidades. Cada equipe pode e deve programar e implantar aquelas que considerarem mais pertinentes. No entanto, é preciso deixar claro que todas as propostas devem ser regidas por um compromisso ético e moral, com amor e compaixão pelo ser humano que está sofrendo, assim como sua família.

Considerando a individualidade do cuidado e as diversas maneiras de enfrentamento da experiência de doença e de hospitalização de um membro da família é preciso ressaltar que ações preconizadas por programas de humanização são essenciais para que ocorram mudanças significativas no atendimento. A instituição que direciona suas políticas, decisões, objetivos e missão nos pressupostos do PNH e do Cuidado Centrado na Família promovem e incentivam o desenvolvimento de uma prática humanística.

Como e o quê falar sobre morte com quem está morrendo

Que vamos morrer é uma certeza. Como e quando ocorrerá a morte são as incertezas com que temos que lidar. Assumir estas incertezas, e por consequência, nossa condição humana acima da condição de médicos ou profissionais da saúde, torna mais fácil o diálogo sobre a morte. É interessante saber que os pacientes e famílias podem ficar satisfeitos mesmo com a informação de "não sei". Sinceridade é o diferencial entre satisfação ou não do diálogo. Conversar sobre prognóstico, mesmo que seja para falar que este é incerto, está relacionado com maior satisfação de familiares de pacientes internados na UTI[7]. A equipe demonstrar cortesia, compaixão e respeito, são preditores de satisfação com o atendimento hospitalar dos familiares de pacientes que morreram na UTI[8]. É com essa realidade em mente que se inicia uma conversa sobre morte. Esta conversa pode ser a ponta de um iceberg muito mais profundo, de onde emergem questões espirituais complexas existentes em todos os seres humanos, e em geral, mais aguçadas naqueles que estão enfrentando a morte ou o risco de morrer. A conversa sobre morte pode representar a conversa sobre questões espirituais. Existem algumas técnicas que ajudam o médico a chegar nestas questões[9]. Para isto, primeiro precisa-se obter a empatia e a confiança. Somente então a conversa consegue se aprofundar para temas mais sensíveis. Um local calmo, com privacidade e conforto também poderá auxiliar no momento das comunicações conflituosas. Nestas condições, o paciente poderá dar a abertura que permita o aprofundamento do diálogo. Nestas situações, torna-se importante que o interlocutor possa iniciar a comunicação com uma pergunta inicial, por exemplo, *"deve ser muito difícil para o(a) senhor(a) enfrentar tudo isto. Como está se sentindo?"*. Neste tipo de conversa, ouvir é fundamental. Deixar o paciente ou a família falarem, ouvindo com atenção, mostra-se crucial para o seguimento do diálogo. Em um estudo bastante interessante, foram gravadas conferências entre médicos e familiares a respeito de decisões de fim de vida na UTI[10]. Os autores observaram que as conferências nas quais as famílias saíam mais satisfeitas eram aquelas que os médicos falavam menos. Consequentemente, nessas ocasiões esses profissionais ouviam mais e dessa forma conseguiam entender e suprir as necessidades dessas famílias. Falar nem sempre é o melhor. Respostas para questões conflituosas nem sempre podem ser dadas. Indispensável é a presença plena do profissional, agindo sem preconceitos e sem julgamentos e tentando simplesmente compreender aquele que está sofrendo. É surpreendente como em muitas ocasiões a própria pessoa encontra as respostas de que precisa.

A comunicação como cuidado

A comunicação é parte do cuidado de saúde. Ela se relaciona com as decisões tomadas e também com a saúde e a qualidade de vida das pessoas envolvidas, especialmente nas situações delicadas como aquelas relacionadas ao fim de vida. Em um recente estudo multicêntrico prospectivo francês[11], foi apontado que os familiares de pacientes internados na UTI que julgaram a informação oferecida durante a internação como não suficiente, incompleta ou de difícil entendimento apresentavam intensidade maior de síndrome do estresse pós--traumático 90 dias após a alta ou óbito do paciente na UTI. Essa síndrome relacionou-se diretamente com a qualidade de vida e com a morbidade dos pacientes assim como com a qualidade do boletim médico fornecido na UTI. O grupo de Azoulay et al[11] realizou um estudo intervencionista, prospectivo, multicêntrico e randomizado, em 22 UTIs da França, e avaliou o impacto de uma estratégia de comunicação em situações de fim de vida, sobre as condutas e a saúde dos familiares desses pacientes[12]. Nesse estudo, o paciente era elegível toda a vez em que o médico responsável julgava que o paciente poderia morrer dentro de alguns dias. O paciente era então randomizado para um grupo controle, onde a equipe médica conversava com a família da forma habitual. No grupo intervenção a notícia era dada em uma conferência familiar, onde estavam presentes toda a equipe que prestava assistência e os familiares mais envolvidos com o paciente. Orientava-se a equipe a conduzir a conferência familiar utilizando-se uma regra mnemônica chamada em inglês de VALUE. Essa regra constituía-se de V: *valorize* (valorizar o que os familiares disserem); A: *acknowledge* (empatizar e validar emoções, como frustração, raiva, medo, etc.), L: *listen* (ouvir a família), U: *understand* (entender o paciente como pessoa, isto é, o que ele fazia, o que gostava o que não gostava, etc.) e E: *elicit questions* (perguntar ativamente tentando esclarecer dúvidas). Além das conferências, era entregue à família uma brochura, explicando os principais procedimentos relacionados aos cuidados de fim de vida e ao luto. Os resultados mostraram que no grupo intervenção, o suporte artificial de vida com drogas vasoativas e ventilação mecânica foram mais frequentemente retirados. Neste grupo os familiares falaram mais durante as conversas com os médicos. O objetivo principal do estudo foi avaliar o luto da família 90 dias após o óbito. Observou-se que os familiares do grupo intervenção apresentavam menor incidência de síndrome de estresse pós-trauma, menos sintomas de ansiedade e depressão e menor uso de medicações psiquiátricas 90 dias após o óbito, diferenças estatisticamente significativas.

Diversas características estão relacionadas às necessidades de informação dos diversos pacientes e famílias. O próprio paciente apresenta necessidades diferentes de informação ao longo do curso de sua doença. Um paciente que acabou de receber um diagnóstico de uma doença potencialmente fatal apresenta uma necessidade de informação diferente do que o mesmo paciente em um momento posterior[13]. Do mesmo modo, culturas diferentes preferem quantidades diferentes de informação. Em um estudo prospectivo europeu envolvendo mais de 4000 pacientes[14] observou-se que os países com forte influência anglo-saxã discutiam mais sobre fim de vida (84% das famílias) do que em países com forte influência latina (47% das famílias). Uma opção interessante sugerida em consensos médicos é a de se avaliar o quanto de participação o paciente ou família deseja ou necessita[14,15]. Tornam-se úteis frases como "*alguns pacientes gostam de dividir as decisões com seus médicos, outros gostam que seus médicos decidam/os ajudem a decidir. Como o(a) senhor(a) se sente mais à vontade?*", ou então "*algumas pessoas gostam de saber todos os detalhes de suas doenças, outras preferem saber somente o fundamental. Como o senhor(a) prefere?*". Da mesma forma, para que seja avaliado com o paciente quem deve ser o responsável pelas decisões pode ser perguntado: "*precisamos conversar algumas coisas importantes a respeito de sua doença. O senhor(a) prefere que falemos antes com seus filhos?*".

Conclusão

Verdade é como um remédio: há dose, via e hora para ser administrada. Uma dose baixa não é eficaz, mas uma dose alta demais ou administrada de forma errada pode também fazer mal. Nos cuidados de pacientes graves, saber como administrar estas doses de verdade é saber comunicar más notícias. Para saber qual a dose que seu paciente precisa é necessário entendê-lo como uma pessoa, que tem medos, gostos e história. O diálogo é o caminho para este entendimento. Comunicação não é simplesmente um dom natural, pode ser estudada e melhorada. Cada vez mais se observa a sua importância em assistência à saúde, em especial, nos cuidados paliativos.

Referências

1. Gardner, Howard – Estruturas da Mente: A Teoria das Inteligências Múltiplas trad. Sandra Costa – Porto Alegre. (1984) Ed Artes Médicas.
2. Del Prette ZAP, Del Prette AD. Psicologia das relações interpessoais: Vivências para o trabalho em grupo Rio de Janeiro: Vozes, 2001.
3. Del Prette, A. P. Psicologia das habilidades sociais: terapia e educação. Petrópolis, RJ. : Vozes, 1999.
4. Nicodemus, D; Naressi, W. G., O perfil do aluno de odontologia – do ingresso à sua graduação. Disponível em: <http://bases.bireme.br/cgi-bin> Acesso em: abr.-jun. 2002.
5. Carter, B. McGoldrick M. As Mudanças no ciclo de vida familiar – Uma estrutura para terapia familiar. Porto Alegre: Artes Médicas, 1995.
6. Camon, V.A. A. – Psicologia Hospitalar: A atuação do Psicólogo no Contexto Hospitalar - São Paulo: Traço, 1996 (Série psicoterapias alternativas; v. 2).
7. LeClaire M, Oakes M, Weinert CR. Communication of Prognostic Information for Critically Ill Patients. Chest 2005; 128;1728-1735.
8. Heyland DK, Rocke GMr, O'Callaghan CJ, et al. Dying in the ICU: Perspectives of Family Members. CHEST 2003; 124:392–397).
9. Sulmasy DP. Spiritual Issues in the Care of Dying Patients "... It's Okay BetweenMe and God". JAMA. 2006;296:1385-1392.
10. McDonagh JR, Elliott TB; Engelberg RA, et al. Family satisfaction with family conferences about end-of-life care in the intensive care unit: Increased proportion of family speech is associated with increased satisfaction. Crit Care Med 2004 Vol. 32, No. 7 1484.

11. Azoulay E, Pochard F, Kentish-Barnes N, et al. Risk of Post-traumatic Stress Symptoms in Family Members of Intensive Care Unit Patients. Am J Respir Crit Care Med Vol 171. pp 987–994, 2005.
12. Lautrette A, Darmon M, Megarbane B et al. A Communication Strategy and Brochure for Relatives of Patients Dying in the ICU. N Engl J Med 2007;356:469-78.
13. McDermott, Clare, Coppin, R., et al. A *qualitative study* of *GP views* on *admitting frail elderly* nursing home residents to hospital. BMJ(doi:10.3399/bjgp12X649151) 2012.
14. Cohen S, Sprung C, Sjokvist P, et al. Communication of end-of-life decisions in European intensive care units. Intensive Care Med (2005) 31:1215–1221.
15. Searight HR, Gafford J. Cultural Diversity at the End of Life: Issues and Guidelines for Family Physicians. Am Fam Physician 2005;71:515-22.

Capítulo 3

Cuidados Paliativos na UTI: Definições e Aspectos Ético-legais

■ Rachel Duarte Moritz
■ Juan Pablo Rossini
■ Alberto Deicas

Introdução[1]

A medicina intensiva se destina a diagnosticar, tratar e manter doentes em iminente risco de vida, porém potencialmente reversíveis. Entretanto, a realidade tem se mostrado diferente. O envelhecimento da população e o melhor controle das enfermidades crônico-degenerativas têm modificado o perfil dos pacientes admitidos nas Unidades de Terapia Intensiva (UTI). Por outro lado, pacientes agudamente enfermos podem evoluir com falência de múltiplos órgãos e sistemas e se tornarem terminais dentro das UTIs. Dessa forma o médico é exposto ao dilema de quando estará prolongando o morrer ao invés de salvando uma vida. Despreparados para essa questão, os profissionais da saúde muitas vezes subestimam o conforto daquele que sofre de uma doença terminal. O estudo Support colheu informações de familiares e pacientes idosos gravemente enfermos e concluiu que 55% dos mesmos estiveram conscientes nos três dias antecedentes à morte; 40% sofreram dores insuportáveis; 80%, fadiga extrema e 63%, extrema dificuldade para tolerar o sofrimento físico e emocional[1]. Mesmo nas UTIs, onde a administração de fármacos sedoanalgésicos é menos temida, pacientes tem frequentemente recordação de dor e sofrimento[2].

Definições

Em decorrência da realidade do tratamento nas UTIs torna-se premente a necessidade da implantação de cuidados paliativos nessas unidades. Foi definido por membros da câmara técnica de terminalidade e cuidados paliativos do Cone Sul que "**cuidado paliativo é uma forma de abordagem que visa a melhoria da qualidade de vida de pacientes e seus familiares que enfrentam doenças ameaçadoras à vida,** através da prevenção, da identificação e do tratamento precoces dos sintomas de sofrimento físico, psíquico, espiritual e social" e que "**esses cuidados devem ser prestados a todos os pacientes, em concomitância com** os cuidados curativos, sendo a intensidade individualizada de acordo com as necessidades, com os desejos dos pacientes e de seus familiares e com a evolução própria de cada doença". Esse grupo definiu também como "Cuidados Paliativos em ambientes intensivos aqueles a serem prestados a todos os pacientes com risco de vida e com sintomas que comprometam a qualidade de vida". São anexados no final deste capítulo as recomendações e ações integradas para cuidados paliativos na UTI definidas por essa câmara técnica[3].

É importante ressaltar que na filosofia paliativista deve-se evitar a distanásia ou obstinação terapêutica, considerada como a manutenção de terapia fútil ou inútil, que somente prolongará o morrer e aumentará o sofrimento do doente e de seus familiares. Em contra partida, o estímulo a Ortotanásia, ou Limite de Esforço Terapêutico (LET), definida como condutas médicas restritivas, em que se limita o uso de certos recursos, por serem medicamentos inadequados ou inúteis, é estimulado. Diversas sociedades científicas de referência têm gerado recomendações para LET em UTI, o que pode ser um indicador da qualidade da assistência em medicina intensiva[4]. Deve-se levar em consideração que a suspensão de tratamentos fúteis não promove a morte e sim, evita que o morrer seja alongado a custa de enorme sofrimento. Hipócrates, ao afirmar que um dos papéis da medicina é "recusar-se a tratar daqueles que foram vencidos pela doença, entendendo que, diante de tais casos, a medicina torna-se impotente", fez a primeira descrição de LET.

Todo ser humano tem o direito de morrer sem sofrimento. Dessa forma, o médico deve lutar pelo não prolongamento do morrer baseando suas opções terapêuticas nos princípios da bioética, onde a abordagem paliativista torna-se essencial.

Embora possam existir critérios para a avaliação de status de terminalidade (figura 1), é difícil a decisão de quando o paciente crítico deverá receber cuidados paliativos plenos. Existem diferentes particularidades no que concerne ao paciente que interna na UTI e evolui para uma doença considerada terminal. Na maioria das vezes os doentes são admitidos nas UTIs quando existe possibilidade de reversão da doença. Entretanto a evolução pode ser desfavorável, tanto para aqueles previamente hígidos quanto para os que sofrem de doenças crônico-degenerativas e apresentam uma intercorrência aguda e potencialmente reversível. Dessa forma, o médico intensivista deve estar preparado para saber interpretar quando o seu paciente não irá mais se beneficiar com o tratamento intensivo. Nas UTIs é comum que o paciente não percorra todas as etapas de uma doença que leva a morte, passando do bom estado geral pré-internação na UTI para a fase final da vida, entendida como aquela em que o processo de morte se desencadeia de forma irreversível e o prognóstico de vida pode ser definido em dias a semanas. Nessas situações, os cuidados paliativos se tornam imprescindíveis e complexos o suficiente para demandar uma atenção específica e contínua ao doente e à sua família, prevenindo uma morte com grande sofrimento. É importante frisar que diante da irreversibilidade da doença e da proximidade da morte deve-se superar um conceito ultrapassado que é o de que um paciente esteja "fora de possibilidades terapêuticas". Sempre há um tratamento que poderá controlar os sintomas e o sofrimento do doente[4]. Para tal, os profissionais da equipe multiprofissional devem estar treinados para a identificação e controle desses sintomas e para a readequação do tratamento intensivo.

História natural da doença ou grupo de doenças;

Capacidade funcional – avaliação da fragilidade do doente (idade, comorbidades, situação nutricional, internações prévias em UTI);

Progressão da doença apesar do tratamento instituído;

Reversibilidade pode levar a um sofrimento inapropriado;

Presença de fatores de mau prognóstico (choque refratário, piora clínica apesar da otimização terapêutica, sem condições do desmame de tratamentos invasivos);

Evidência de doença extensa ou presença de duas ou mais falências orgânicas irreversíveis.

Figura 3.1: Critérios que auxiliam na definição do status de terminalidade.
Adaptado de: Oliveira RA. Cuidado Paliativo. São Paulo: Conselho Regional de Medicina do Estado de São Paulo, 2008. 689 p.

Aspectos bioéticos da ortotanásia

Bioética pode ser definida como "estudo sistemático da conduta humana, na área das ciências da vida e dos cuidados de saúde, quando se examina esse comportamento à luz dos valores e dos princípios morais". Tem maior abrangência que a ética, pois exige uma discussão ampla que inclui também valor e moral. O conceito de valor está vinculado com a noção de preferência ou de seleção, aquilo que vale para um determinado momento em um determinado grupo. Moral é entendida como um sistema de valores, do qual resultam normas que são consideradas corretas por uma determinada sociedade. Ética e moral são preceitos básicos que regem os atos e as decisões de um indivíduo no decorrer de sua vida, mas, ao contrário da moral, a ética não estabelece regras. A elaboração ética implica indagação, análise e reflexão crítica sobre os valores. Em seu sentido mais profundo, ética é o modo de cada indivíduo viver na sociedade, a forma como interpreta a vida e dá respostas a ela[5].

Existem três escolas de bioética: a anglo-americana, a europeia e a latino-americana. A primeira privilegia a autonomia da pessoa, inspirando-se no pragmatismo liberal. A segunda, com base na tradição filosófica grega e judaico-cristã, preocupa-se com questões relacionadas à princípios morais. A latino-

-americana se distingue das escolas anteriores priorizando o social com ênfase tanto para os fatos científicos quanto para os valores morais[1].

Os princípios fundamentais da bioética são a autonomia, a beneficência, a não maleficência e a justiça. Semanticamente, autonomia pode ser definida como "competência humana de dar-se as próprias leis". Do ponto de vista jurídico pode ser dita como a "capacidade de fazer as próprias escolhas". Na tradição kantiana, a autonomia é considerada como "propriedade constitutiva da pessoa humana que escolhe suas normas e valores, faz projetos, toma decisões". No sentido ético, a autonomia é a capacidade de decidir, no sentido de respeito de cada ser humano e a todo o ser humano[6]. A luta pelo respeito à autonomia tem gerado debates sobre a real influência das diretivas antecipadas da vontade nas decisões sobre condutas a serem tomadas aos pacientes inconscientes. A definição de um curador também tem sido defendida na área jurídica. Entretanto, constata-se que os doentes pouco falam com seus médicos sobre seus desejos quanto as condutas terapêuticas a serem tomadas na fase final de suas vidas. Em um estudo brasileiro onde foram avaliados 60 familiares de pacientes internados em UTI, foi relatado que 53,3% dos pacientes haviam discutido sobre seus desejos de cuidados no final da vida com seus familiares, mas 76,7% dos mesmos não haviam debatido esse assunto com seus médicos. Esses familiares eram a favor da ortotanásia em 83,3%, a maioria gostaria que a equipe médica discutisse claramente o assunto e 65,0% desejava participar do processo de decisão[7]. Trabalhos Argentinos apontam que 35% das mortes são precedidas de algum LET. Esses números chegam a 90% quando é considerado como LET a não reanimação cardiorrespiratória.

Conflitos bioéticos podem surgir durante a tomada de decisão nas UTIs, principalmente quando são discutidas situações de LET. Pode-se questionar se o princípio da não maleficência pode levar ao não investimento clínico, se a justiça distributiva e a beneficência podem contrapor-se em situações onde o mais adequado para um pode não ser o melhor para o coletivo, ou quanto o paternalismo pode gerar um confronto entre a beneficência e a autonomia[8]. Entretanto, os objetivos éticos devem ser mantidos de forma clara *"nem a morte é um mal absoluto, nem a vida é um bem absoluto"*.

Existem diversos obstáculos para que o princípio da autonomia dite as condutas nas UTIs. Os pacientes frequentemente estão inconscientes ou aguda e gravemente enfermos, o que os impede de decidir neste momento. Existem barreiras para que as diretivas antecipadas sejam previamente efetuadas e seguidas em pacientes agudamente enfermos. Dessas destaca-se a dificuldade da previsão de todos os fatores que possam influenciar nas doenças, principalmente as que se instalam de forma aguda, o que é comum nas UTIs. **Dessa forma, pode-se deduzir que a adequada comunicação nas situações de conflito é de primordial importância e que o médico, ao instituir uma terapêutica, deve se informar sobre a vontade pregressa do seu paciente, mesmo que essa seja de forma pressuposta.**

O princípio da beneficência é o que estabelece que deve-se fazer o bem aos outros, independentemente de desejá-lo ou não. É associado, por muitos autores, ao princípio da não maleficência, pois ao evitar o dano intencional o indivíduo já está, na realidade, visando o bem do outro. É um princípio histórico da medicina. Hipócrates, ao redor do ano 430 aC, propôs aos médicos, no parágrafo 12 do primeiro livro da sua obra Epidemia: *"Pratique duas coisas ao lidar com as doenças; auxilie ou não prejudique o paciente"*.

O princípio da Justiça envolve amplas questões ético-culturais e temporais. Aristóteles propôs a justiça formal, afirmando que os iguais devem ser tratados de forma igual e os diferentes devem ser tratados de forma diferente.

A bioética norte-americana tende a maximizar a autonomia tornando-a uma espécie de superprincípio, o que torna o princípio da justiça um mero coadjuvante da teoria principialista, uma espécie de apêndice, embora indispensável, mas de menor importância. No Brasil, a Bioética de intervenção, defende como moralmente justificável a priorização de políticas e tomadas de decisão que privilegiem o maior número de pessoas, pelo maior espaço de tempo e que resultem nas melhores consequências, mesmo que em prejuízo de certas situações individuais, com exceções pontuais a serem discutidas; no campo privado e individual[9].

Embora possa parecer fácil a definição dos conceitos da bioética, o avanço tecnológico do mundo moderno tem motivado amplos questionamentos a respeito dos mesmos. Até quando uma paciente vítima da doença de Alzheimer tem preservada sua autonomia? Quando ou até quando estaremos seguindo a beneficência ou a não maleficência ao prescrevermos um tratamento restaurativo a um paciente com doença terminal? Qual será o benefício de um tratamento em UTI para uma paciente com doença terminal associada a uma intercorrência aguda? Como deveremos tratar um doente crítico fora de possibilidades terapêuticas curativas? A falta de vagas nas UTIs do Brasil poderá influenciar nessas decisões? Existe diferença ética entre a suspensão e a recusa de tratamentos considerados fúteis ou inúteis? De forma pragmática poder-se-ia responder a essas perguntas. Entretanto, são questões difíceis de serem escalonadas de forma coletiva.

Certamente as decisões terapêuticas são individuais, baseadas em amplo contexto que envolve a avaliação de aspectos clínicos e sociais baseada em critérios objetivos e subjetivos. Entretanto, sem sombra de dúvida, existe embasamento ético na promoção da ortotanásia e na implantação dos cuidados paliativos aos pacientes críticos.

Aspectos éticos da ortotanásia

Apesar de todas as dificuldades envolvidas no tratamento durante o morrer, é premente a necessidade da luta para que, ao invés de nos preocuparmos com a inevitabilidade da morte, resgatemos o direito a vida, que não implica em uma obrigação de sobrevida.

Em respeito aos princípios bioéticos o CFM aprovou no ano de 2006 a Resolução 1805. Nesta resolução é descrito: "*Art. 1º* É permitido ao médico limitar ou suspender procedimentos e tratamentos que prolonguem a vida do doente, em fase terminal, de enfermidade grave e incurável, respeitada a vontade da pessoa ou de seu representante legal".

§ 1º O médico tem a obrigação de esclarecer ao doente ou representante legal as modalidades terapêuticas adequadas para cada situação; § 2º A decisão referida no caput deve ser fundamentada e registrada no prontuário; § 3º É assegurado ao doente ou representante legal o direito de solicitar uma segunda opinião médica; § 4º Em se tratando de doente incapaz, ausente o representante legal, incumbirá ao médico decidir sobre as medidas mencionadas no caput deste artigo.

Art. 2º O doente continuará a receber todos os cuidados necessários para aliviar os sintomas que levam ao sofrimento, assegurada a assistência integral, o conforto físico, psíquico, social, espiritual, inclusive assegurando a ele o direito da alta hospitalar".

Houve amplo questionamento jurídico sobre essa resolução que é discutido na sequência deste capítulo.

Em continuidade a luta pela legitimação da ortotanásia e dos cuidados paliativos, o Conselho Federal de Medicina publicou o código de Ética Médica, no D.O.U. de 24 de setembro de 2009, Seção I, p. 90. Destaca-se desse novo código um dos princípios fundamentais: "XXII - *Nas situações clínicas irreversíveis e terminais, o médico evitará a realização de procedimentos diagnósticos e terapêuticos desnecessários e propiciará aos pacientes sob sua atenção todos os cuidados paliativos apropriados".* Existe também a definição no Art. 41. Parágrafo único. *"Nos casos de doença incurável e terminal, deve o médico oferecer todos os cuidados paliativos disponíveis sem empreender ações diagnósticas ou terapêuticas inúteis ou obstinadas, levando sempre em consideração a vontade expressa do paciente ou, na sua impossibilidade, a de seu representante legal".*

Tendo em vista o descrito, pode-se constatar que no Brasil existe respaldo ético aos cuidados paliativos, que abrangem a limitação de tratamento considerado fútil ou inútil.

Merece destaque o fato de que todo aquele que cuida do paciente com doença terminal e que é confrontado diariamente com o binômio vida/morte necessita de apoio. A presença urgente do doente não pode fazer desaparecer a presença do cuidador que, necessita do reconhecimento do seu trabalho.

Aspectos legais da ortotanásia

Segundo o Juiz de Direito José Henrique Torres[10] "O prolongamento do morrer, ou seja, a obstinação terapêutica, propiciada principalmente pela tecnologia do mundo moderno, é estimulada pela prática de uma "medicina defensiva", consistente na adoção de todos os recursos e procedimentos disponíveis, ainda que sabidamente inúteis e desnecessários, com o único objetivo de fazer prova de uma boa atuação profissional. No tratamento de pacientes com doenças terminais, o temor em face da possibilidade da responsabilização ética, civil e criminal pela morte, tem conduzido os médicos à promoção da distanásia".

Em reação a resolução CFM1805/06, o Ministério Público Federal, promoveu uma ação civil pública contra o CFM e pediu à Justiça Federal a revogação da mencionada resolução, alegando que a ortotanásia, bem como a eutanásia, caracteriza o crime de homicídio e que, ao regulamentá-la, o CFM ultrapassou os limites de sua atribuição normativa e violou preceitos constitucionais, especialmente aqueles que cuidam da proteção do indisponível direito à vida e da exclusiva competência do Congresso Nacional para legislar em matéria penal. A Justiça Federal suspendeu liminarmente a vigência dessa Resolução. Contudo, depois, de ouvido o CFM e encerrado o trâmite processual, o Ministério Público Federal, autor da ação, reconheceu o equívoco de sua propositura e requereu que fosse julgada improcedente a sua pretensão inicial, admitindo que a ortotanásia não constitui crime de homicídio e que "o CFM tem competência para editar a Resolução nº 1.805/06, que não versa sobre direito penal e, sim, sobre ética médica e consequências disciplinares". Finalmente, a Justiça Federal, acolhendo integralmente a alegação final do Ministério Público, julgou improcedente a ação proposta e, em consequência, a resolução voltou a vigorar[10].

No Uruguai, um decreto do poder executivo de 2008, estabeleceu que as decisões sobre LET nas UTI devem ser precedidas de consulta prévia a um Comitê de Bioética, obrigatórios em todas as instituições de saúde. Posteriormente foi promulgada a primeira lei sobre direitos dos pacientes. Dessa forma foi desobrigada a consulta ao Comitê e estabelecido o direito a *"Morir con dignidad, entendiendo dentro de este concepto el derecho a morir en forma natural, en paz, sin dolor, evitando en todos los casos anticipar la muerte por cualquier medio utilizado con ese fin (eutanasia) o prolongar artificialmente la vida del paciente cuando no existan razonables expectativas de mejoría (futilidad terapéutica)"* [11]

Em 1957, foi promulgada na Argentina a lei 17132, sobre o exercício da Medicina. Nessa lei, consta no artigo 19, inciso 3 que deve-se *"Respetar la voluntad del paciente en cuanto sea negativa a tratarse o internarse, salvo los casos de inconsciencia, alienación mental, lesionados graves por causa de accidentes, tentativas de suicidio o de delitos"*. Nesse país, em 2009, foi declarada a lei 26529, sobre os direitos dos pacientes, história clínica e consentimento informado. Sobre os direitos do paciente e sua relação com os profissionais e instituições da saúde foram detalhadas questões relacionadas à Bioética. No capítulo sobre Consentimento Informado foi definido: *"Entiéndase por consentimiento informado, la declaración de voluntad suficiente efectuada por el paciente, o por sus representantes legales en su caso, emitida luego de recibir, por parte del profesional interviniente, información clara, precisa y adecuada"* sendo também incorporadas definições sobre as Directivas anticipadas *"Toda persona capaz mayor de edad puede disponer directivas anticipadas sobre su salud, pudiendo consentir o rechazar determinados tratamientos médicos, preventivos o paliativos, y decisiones relativas a su salud. Las directivas deberán ser aceptadas por el médico a cargo, salvo las que impliquen desarrollar prácticas eutanásicas, las que se tendrán como inexistente"*. Por terem sido constatadas deficiências, essa lei foi complementada em maio de 2012, sendo aprovada no Senado da nação Argentina a "Ley de Muerte Digna" que contempla a recusa a tratamentos desproporcionados e extraordinários em pacientes com doenças terminais. Essa lei estabelece que *"el paciente que presente una enfermedad irreversible, incurable o se encuentre en estado terminal, o haya sufrido lesiones que lo coloquen en igual situación, informado en forma fehaciente, tiene el derecho a manifestar su voluntad en cuanto al rechazo de procedimientos quirúrgicos, de reanimación artificial o al retiro de medidas de soporte vital cuando sean extraordinarias o desproporcionadas en relación a la perspectiva de mejoría, o produzcan un sufrimiento desmesurad. También podrá rechazar procedimientos de hidratación o alimentación cuando los mismos produzcan como único efecto la prolongación en el tiempo de ese estadio terminal irreversible o incurable"*. Também consta da lei que nenhum profissional estará sujeito a responsabilidade civil, penal ou administrativa derivada do seu cumprimento.

Assim, é possível afirmar, que, no Brasil, Argentina e Uruguai a ortotanásia não acarreta violação a nenhum dispositivo legal, não representa apologia ao homicídio nem incentiva a prática de qualquer conduta criminosa ou ilícita e está absolutamente de acordo com a sistemática jurídico-penal.

Segundo Villas-Boas[12] "o direito à vida não implica uma obrigação de sobrevida, além do período natural, mediante medidas, por vezes desgastantes e dolorosas, colocando em séria ameaça a dignidade do doente. O envolvimento de médicos em causar ou apressar a morte de pacientes é proibido, mas há suporte ético para o aumento progressivo de medicação para alívio da dor em pacientes terminais, mesmo que isso traga risco à vida. Pode-se concluir que a diferença entre um paciente que morre com dor e aquele que tem a morte precipitada pela administração de um analgésico está na intenção da pessoa que administra o fármaco. As complicações são partes do risco de qualquer procedimento médico. **Do ponto de vista ético e legal, o médico tem compromisso com a atitude e não com o resultado.** As leis brasileiras definem a imprudência, negligência e imperícia como casos de homicídio culposo, que ocorre quando o agente não quer o resultado, mas assume o risco de produzi-lo. A recusa, por parte do médico, de administrar um tratamento que poderá prolongar o sofrimento de um paciente, não pode ser considerada um erro médico, pois não pode ser encaixada como imprudência, negligência ou imperícia".

Do ponto de vista jurídico pode-se questionar se a ortotanásia pode ser considerada omissão. Entretanto, o médico, ao limitar ou suspender terapêutica somente será considerado o causador da morte do doente se a terapêutica tiver potencial para evitar a morte. Portanto, a suspensão ou a recusa de terapia fútil ou inútil não pode ser enquadrada como homicídio. No caso do doente terminal, em face de doença incurável, os aparelhos de suporte são ligados ou mantidos, não para evitar a morte que é inevitável, irreversível e inexorável, mas, sim, para manter a vida artificialmente. O médico não pode evitar a morte. A situação é irreversível e não é transitória. Os procedimentos e tratamentos não têm nenhum sentido curativo. Portanto, não há dever da manutenção desses procedimentos. No Brasil, o médico que "insistir em manter um tratamento ou qualquer procedimento inócuo, artificioso, postiço e gravoso para o doente acometido de doença incurável, expondo-o, assim, à dor e ao sofrimento, contrariando a vontade do paciente ou de seu representante legal, estará praticando a censurável distanásia e também estará sujeito a responder, no âmbito da responsabilidade civil e criminal, pelas lesões corporais (*Código Penal, art. 129. Ofender a integridade corporal ou a saúde de outrem*), pelo constrangimento ilegal (*Código Penal, art. 46. Constranger alguém, mediante violência ou grave ameaça, ou depois de lhe haver reduzido a capacidade de resistência, a não fazer o que a lei permite, ou a fazer o que ela não manda*), pela tortura e pelo tratamento cruel que impuser ao paciente"[10].

Conclusão

A equipe multiprofissional das UTI deve estar preparada para o reconhecimento de quando os cuidados curativos/restaurativos irão aumentar o sofrimento do paciente e de quando deva ser optado pelos cuidados paliativos plenos.

É inquestionável que todo e qualquer tratamento instituído deve seguir os princípios da autonomia, beneficência, não maleficência e justiça.

Existe no Brasil, na Argentina e no Uruguai respaldo ético e legal para a implantação de Cuidados Paliativos Plenos aos pacientes críticos.

É recomendável que sejam suspensos ou recusados os tratamentos que prolonguem o morrer, e que seja estimulada a adequada comunicação entre todos aqueles envolvidos no tratamento do paciente crítico terminal.

Referências

1. Siqueira JE. Definindo e aceitando a terminalidade da vida. In Moritz RD (Câmara Técnica sobre a Terminalidade da Vida e Cuidados Paliativos do Conselho Federal de Medicina). Conflitos bioéticos do viver e do morrer da morte. Brasilia:CFM; 2011. p15-24; Disponível também em: http://www.portalmedico.org.br
2. Puntillo KA; Arai S RN; Cohen NH; et al. Symptoms experienced by intensive care unit patients at high risk of dying. Crit Care Med 2010, 38 (11):2155-2160).
3. Moritz RD, Deicas A, Capalbo M, et al. II Fórum do "Grupo de Estudos do Fim da Vida do Cone Sul": definições, recomendações e ações integradas para cuidados paliativos na unidade de terapia intensiva de adultos e pediátrica. RBTI 2011, 23(1):24).
4. Sociedad Española Medicina Intensiva, crítica y unidades. Actualización de los Indicadores de Calidad en el Enfermo Crítico 2011. ISBN: 978-84-615-3670-2 http://www.semicyuc.org/sites/default/files/quality_indicators_update_2011.pdf
5. Oliveira RA. Cuidado Paliativo. (Conselho Regional de Medicina do Estado de São Paulo), São Paulo: 2008.689 p. ISNB 978-85-89656-15-3.
6. Morais IM. Autonomia pessoal e morte, Rev Bioética 2010; 18(2):289-309.
7. Gracia D. La deliberación moral: el método de la ética clínica. Med Clin(Barc) 2001;117:18-23.
8. Santos MFG, Bassitt DP. Terminalidade da vida em terapia intensiva: posicionamento dos familiares sobre ortotanásia. RBTI, 2011, 23(4):448.
9. Garrafa V. Da bioética de princípios a uma bioética interventiva. Rev Bioética. 2005; 13(1): 125-134.
10. Torre JHR. Ortotanásia não é homicídio nem eutanásia. In Moritz RD (Câmara Técnica sobre a Terminalidade da Vida e Cuidados Paliativos do Conselho Federal de Medicina). Conflitos bioéticos do viver e do morrer da morte. Brasilia:CFM; 2011. p157-184; Disponível também em: http://www.portalmedico.org.br
11. Ley 18335 www.parlamento.gub.uy
12. Villas-Bôas ME. A Ortotanásia e o Direito Penal Brasileiro. Revista Bioética 2008; 16(1): 61-83.

ANEXO *(Fonte: Moritz RD, Deicas A, Capalbo M, et al. II Fórum do "Grupo de Estudos do Fim da Vida do Cone Sul": definições, recomendações e ações integradas para cuidados paliativos na unidade de terapia intensiva de adultos e pediátrica. RBTI 2011, 23(1):24)*

Recomendações quanto aos cuidados paliativos a serem prestados aos pacientes criticamente enfermos

1. Devem ser oferecidos a todo o enfermo admitido em UTI
2. Devem ser definidas as **fases da assistência intensiva**:   **Primeira fase** - Maior possibilidade para a recuperação do que para o desfecho da morte ou para a irreversibilidade. Julga-se, de acordo com a beneficência e a autonomia, que a prioridade é o tratamento curativo/restaurativo. Os cuidados paliativos serão prestados para aliviar o desconforto da doença e do tratamento intensivo. **(Morte pouco provável).**   **Segunda fase** - Falta de respostas ou uma resposta insuficiente aos recursos utilizados, com crescente tendência ao desfecho morte/irreversibilidade. Estabelecido o consenso a prioridade passa a ser a melhor qualidade de vida possível, e os cuidados que modifiquem a doença podem ser oferecidos quando julgados proporcionais. **(Morte prevista para dias, semanas ou meses).**   **Terceira fase** – Identificação da irreversibilidade da doença e da morte iminente. O cuidado paliativo passa a ser exclusivo. As medidas buscam a qualidade de vida possível e o conforto do paciente e de seus familiares. **(Morte prevista para horas ou dia).**
3. Em **todas as fases**, oferecer e manter cuidados individualizados, suficientes para garantir o tratamento físico, psicoemocional e sociocultural do binômio paciente-família, respeitadas as perspectivas bioéticas, deontológicas e legais.
4. Em **todas as fases** verificar a existência de diretivas antecipadas, da avaliação interdisciplinar do diagnóstico, do prognóstico e do tratamento, da verificação do entendimento dos familiares e da identificação de potenciais conflitos.
5. Na **primeira fase** a ênfase assistencial está focada na sustentação dos sistemas vitais e na recuperação plena do paciente, sem que sejam descuidados os cuidados de conforto psicoemocional do binômio paciente-família.
6. Na **segunda fase** a ênfase assistencial está focada no oferecimento e na manutenção de um conjunto de cuidados para a promoção de conforto físico e psicoemocional do binômio paciente-família.

Continua...

Recomendações quanto aos cuidados paliativos a serem prestados aos pacientes criticamente enfermos - Continuação

7. Na **terceira fase** a ênfase assistencial está focada no oferecimento e na manutenção do conjunto de cuidados para conforto físico e psicoemocional do binômio paciente-família. Ressaltando-se a importância de que não sejam implantadas e/ou mantidas ações desnecessárias e fúteis e que sejam privilegiadas a comunicação e as melhores condições para que a família acompanhe o doente e se prepare para a morte.

8. Nos cuidados paliativos dar enfoque preferencial a promoção do bem estar do paciente, principalmente no que concerne ao controle dos sintomas (dor, desconforto, dispneia, etc.).

9. Na passagem da segunda para a terceira fase, a assistência ao paciente e/ou família no processo de tomada de decisão, é crucial para o estabelecimento do consenso. De acordo com a gravidade, a preferência e os valores destes, o modelo empregado pode ser mais paternalista ou mais compartilhado. O desenvolvimento de habilidades de comunicação é fundamental neste momento.

Sugestões de ações paliativas integradas a serem tomadas na implantação de cuidados paliativos em ambientes críticoss

- Providenciar o treinamento de habilidades em comunicação
- Diferenciar conferências planejadas (informação e verificação do entendimento sobre diagnóstico, prognóstico, tratamento; avaliação de potenciais conflitos/satisfação/confiança) de boletins médicos (informação sobre a evolução clínica diária do paciente)
- Verificar e promover a documentação de Diretivas Antecipadas
- Verificar o desejo dos envolvidos quanto à participação nas decisões
- Providenciar reuniões multidisciplinares
- Agendar reuniões para reavaliação de casos problemas
- Desenvolver protocolos para a abordagem de conflitos
- Estabelecer protocolos de controle de qualidade e de adesão às ações paliativas

Fluxograma para cuidados paliativos na unidade de terapia intensiva

Em todas as fases: Privilegiar	Em todas as fases: Propiciar apoio Psíquico e Espiritual
• A tomada individualizada de decisão • O controle dos sintomas (dor, desconforto, dispneia, boca seca, respiração ruidosa, etc.)	• Respeitar a existência ou não de crenças • Permitir cerimônias de despedida (adequadas ao ambiente) • Proporcionar apoio psicológico para: paciente/família/equipe
Fase II ***Morte esperada em dias, semanas ou meses*** Associada a condição fisiopatológica debilitante, com dependência tecnológica e/ou terapêutica crônica • Estimular medidas de comunicação empática • Estimular atitudes de solidariedade • Facilitar a presença dos familiares • Avaliar o melhor local para fornecer os cuidados paliativos • Possibilitar a alta da UTI • Estabelecer as prioridades entre os cuidados paliativos e/ou curativos • Priorizar o conforto do paciente • Evitar intervenções fúteis • Adequar estratégias de sedoanalgesia, suporte ventilatório e nutrição • Readequar as monitorações e os cuidados multiprofissionais	**Fase III** ***Morte Esperada em Horas ou Dias*** • Intensificar medidas de comunicação empática • Intensificar atitudes de solidariedade • Facilitar a presença dos familiares de uma maneira permanente • Privilegiar o conforto do paciente • Retirar terapia fútil (nutrição, drogas vaso ativas, métodos dialíticos, etc.) • Adequar estratégias de sedoanalgesia, suporte ventilatório, etc. • Readequar as monitorações e os cuidados multiprofissionais

Capítulo 4

Processo de Tomada de Decisão: como Diferenciar as Fases de Assistência Paliativa na UTI

■ Daniel Neves Forte
■ Ricardo Tavares de Carvalho

Introdução

Frequentemente os profissionais da saúde envolvidos no cuidado de pacientes em Unidade de Terapia Intensiva (UTI) veem-se diante das difíceis decisões sobre qual o melhor tratamento para manter a vida de seus pacientes. Estas decisões exigem um vasto conhecimento teórico e prático, além de diversas habilidades e competências, muito embora representem apenas uma parte do complexo processo que é o cuidado de um paciente crítico.

Outra parte do cuidado, infelizmente muitas vezes esquecida na formação tradicional médica, é a busca do conforto, o alivio do sofrimento e a promoção da dignidade do paciente. Nas situações onde as medidas que prolongam a vida comprometem a dignidade e o conforto do doente, estas decisões tornam-se ainda mais desafiadoras. Estes dilemas se apresentam nos dias de hoje como um dos maiores desafios da Medicina.

De acordo com consenso sobre fim de vida em UTI, publicado em 2004, pelas principais sociedades de Medicina Intensiva da Europa e América do Norte[1], este desafio consiste em evitar os excessos de tratamentos que prolonguem o sofrimento em busca de uma cura inalcançável e adiam a introdução de tratamentos que busquem o conforto. Ao mesmo tempo evita-se a retirada de tratamentos que poderiam levar a morte potencialmente evitável. Sem dúvida, é um desafio complexo, e que exige dos profissionais que irão se envolver nestas decisões, conhecimento e habilidades nestas duas vertentes da assistência ao paciente.

Este capítulo se propõe a abordar os principais conceitos envolvidos nestas decisões, e a apresentar as evidências e propostas existentes que orientam este processo de tomada de decisões.

A abordagem dos cuidados paliativos

Cuidado Paliativo, segundo a Organização Mundial de Saúde (OMS)[2] é definido como uma abordagem que visa a qualidade de vida de pacientes e familiares que enfrentam doenças ameaçadoras da vida. Procura-se primariamente a prevenção e o alívio de sintomas físicos, psíquicos, sociais e espirituais que causem sofrimento, entendendo a morte como parte da vida sem, no entanto, antecipá-la e tampouco adiá-la a qualquer custo. Para que seja oferecido cuidado paliativo de qualidade supõe-se o respeito à autonomia do paciente e às suas preferências em relação a situações de fim de vida.

Por muito tempo entendeu-se que o cuidado paliativo deveria começar quando uma doença se caracterizasse como incurável e irreversível. Quando se "fechava-se o prognóstico", e "não havia nada mais a se fazer" pelo paciente, iniciava-se o cuidado paliativo. Esta abordagem mostrou inúmeras dificuldades, pois com o desenvolvimento de novas tecnologias e possibilidades de intervenção, esta transição era cada vez mais postergada, e acabavam ocorrendo nos últimos dias ou horas de vida do paciente. Mais ainda, aconteciam de forma abrupta, com pacientes e famílias frequentemente sentindo-se despreparados e desamparados diante de uma morte que se apresentava iminente.

As inúmeras limitações deste modelo levaram à sua revisão. Assim, desde 2002, a OMS[2] recomenda uma abordagem diferente. . O modelo "tudo ou nada" (Figura 1A), onde o cuidado paliativo entrava apenas nas situações de fim de vida, foi substituído por um conceito muito mais abrangente. Hoje, entende-se que o cuidado ao fim da vida seja talvez o cerne dos cuidados paliativos, porém estes cuidados são muito mais amplos. Conforme orientam a OMS[2], o Conselho Regional de Medicina de São Paulo[3], a Associação de Medicina Intensiva Brasileira[4] e a *American Thoracic Societ*[5], o cuidado paliativo deve começar no momento do diagnóstico de uma doença grave e ameaçadora à vida. Durante a evolução da doença os cuidados curativos e paliativos andam lado a lado, não sendo excludentes (figura 1B). Nos períodos de exacerbação ou descompensação da doença, ao mesmo tempo em que ocorra a intensificação do cuidado curativo, deve haver também a intensificação do cuidado paliativo, buscando-se junto com o controle da doença o controle adequado dos sintomas do sofrimento, sejam nas dimensões físicas, psíquicas, sociais ou espirituais do paciente e sua família.

Entretanto, a formação médica atual volta-se quase que exclusivamente ao controle da doença e à manutenção das funções vitais biológicas. Poucas vezes o currículo médico tradicional aborda ou aprofunda os conhecimentos médicos fundamentais em Cuidados Paliativos para que se exerça esta boa prática.

Essa realidade começa a mudar em alguns lugares do mundo.

A American Thoracic Society, por exemplo, recomenda que todos os médicos intensivistas desenvolvam competências básicas de Cuidados Paliativos[5].

PROCESSO DE TOMADA DE DECISÃO: COMO DIFERENCIAR AS FASES DE ASSISTÊNCIA PALIATIVA NA UTI

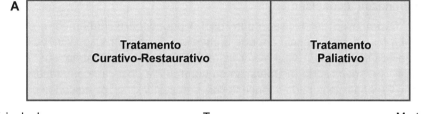

Figura 4.1A: Cuidado curativo não integrado ao cuidado paliativo (modelo "tudo ou nada").

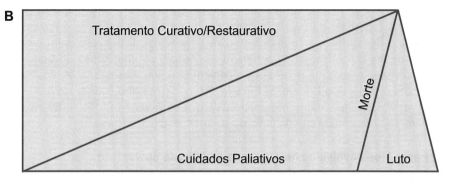

Figura 4.1B: Cuidado curativo integrado ao cuidado paliativo. Adaptado de Moritz et al[4].

São exemplos de competências em Cuidados Paliativos as abordagens e intervenções para o alívio dos sintomas de sofrimento físico (dor, dispneia, náuseas, insônia, fadiga, inapetência, etc.), identificação e abordagem do sofrimento psíquico/emocional (ansiedade, depressão, medo, etc.), social (questões de relacionamento familiar, de trabalho, etc.), identificação das necessidades espirituais e religiosas, desenvolvimento de habilidades de comunicação empática e centrada no paciente, desenvolvimento de conhecimentos sobre prognóstico e identificação da fase final de vida, assim como dos fundamentos bioéticos e jurídicos que envolvem os cuidados ao fim da vida.

Cada vez mais se torna notória a necessidade premente de resgate desta boa prática através do conhecimento de cuidados paliativos[6,7].

Assim, cuidado paliativo é parte essencial do cuidado de todo o paciente que enfrenta uma doença que pode ser fatal, ou seja, de todo o paciente internado em uma UTI[4,5]. Pode ser entendido como parte da boa prática médica, não é necessariamente algo intuitivo tampouco algo passivo ou sinônimo de não fazer.

O processo de decisão

O processo de decisão sobre qual a prioridade do tratamento, e assim, qual a fase de assistência em que o paciente se encontra, se inicia pelos seus aspectos biológicos. Para a maior parte dos pacientes que entram em uma UTI, dada a perspectiva de recuperação ou controle da doença, a prioridade do cuidado é o controle/cura da doença[3-5]. Para estes pacientes, os cuidados paliativos devem ser aplicados concomitantes ao tratamento da doença, visando aliviar os sintomas de sofrimento do paciente e sua família (fase 1: priorização de cuidados curativos/controle). Nas situações onde a cura ou restabelecimento torna-se cada vez mais improvável, o cuidado paliativo passa a ser o objetivo primário do tratamento. Desta forma, priorizam-se os cuidados que visam à preservação da qualidade de vida, do conforto e da dignidade de pacientes e familiares, sendo indicadas medidas de controle/modificação da doença desde que consideradas proporcionais aos objetivos do cuidado (fase 2: priorização de cuidados paliativos). Na fase final de vida, quando a morte se mostra iminente e inevitável, o médico deve oferecer todos os cuidados paliativos disponíveis, sem empreender ações diagnósticas ou terapêuticas inúteis ou obstinadas, levando em consideração a vontade expressa do paciente ou seu representante, conforme coloca o artigo 41 do Código de Ética Médica do Conselho Federal de Medicina do Brasil[8]. Esta fase, onde o cuidado paliativo compreende todo o objetivo do tratamento, é definida como "cuidado paliativo exclusivo" (fase 3).

Os aspectos envolvidos no processo de tomada de decisão

É importante saber que decisões são frutos de processos. E não só as decisões finais variam de indivíduo para indivíduo, os processos que levam a estas decisões também são variados.

Nas decisões envolvendo as mudanças de priorização de cuidados, frequentemente, os profissionais da saúde reduzem as inúmeras nuances envolvidas nestas decisões exclusivamente aos seus aspectos biológicos. Este reducionismo, de um ser humano a uma de suas muitas dimensões, pode ser entendido como uma violência, como coloca o laureado do prêmio Nobel, Amartya Sen[7]. Existem outros elementos além do biológico que devem necessariamente estar envolvidos nos processos que levam a estas decisões[10-12]. Dentre os diversos modelos existentes, consideramos bastante apropriado o modelo proposto pelo bioeticista Edmundo Pellegrino[10], que guia as decisões avaliando a proporcionalidade entre três aspectos, a saber:

- a eficácia do tratamento proposto: dadas as melhores evidências disponíveis, a eficácia avalia a diferença que o tratamento faria em termos de morbidade, mortalidade ou função. Centra-se no saber técnico médico e em dados clinicamente mensuráveis de prognóstico e de terapêutica;

- o benefício, que diz respeito ao que o PACIENTE ou seu representante percebem como sendo de valor. É uma determinação subjetiva do paciente, e não se situa no âmbito do médico. Centra-se na avaliação do paciente sobre o seu próprio bem, seus objetivos e valores no tratamento que está sendo aplicado.

- a onerosidade da intervenção, seja ela mensurada em termos de custos físicos, emocionais, econômicos ou sociais, impostos ao paciente pelo tratamento. No âmbito médico é factual, no âmbito do paciente, subjetivo.

A proporcionalidade ou o equilíbrio entre estes três aspectos seria a característica da boa decisão de tratamento. Reconhece-se que "o bem do paciente" é um conceito complexo, e que a decisão deva ser fruto da interação entre médicos e pacientes. Para que esta interação ocorra é essencial que profissionais desenvolvam suas habilidades de se comunicarem melhor com seus pacientes e famílias[12].

O papel do médico, do paciente e de sua família

Tradicionalmente, a Medicina limitou a participação dos pacientes no processo de tomada de decisões. É emblemático o parágrafo do Código de Ética da *American Medical Association* de 1847, que estabelece que "a obediência do paciente as prescrições de seu médico devem ser prontas e implícitas. O paciente não deve permitir que suas opiniões influenciem a atenção de seu médico"[13]. Cabia ao paciente ser obediente, evitando contradizer ou mesmo expressar suas opiniões. Ao médico, cabia a responsabilidade unilateral de tomar as melhores decisões para seus pacientes, guiando-se pela beneficência e não maleficência, e definindo assim o modelo paternalista de relação médico-paciente, enquanto ao paciente cabia consentir com o tratamento proposto. O modelo paternalista predominou nas sociedades ocidentais, e ainda é um modelo de relação médico-paciente frequente na UTI.

Porém, a partir da década de 70, acompanhando as profundas mudanças socioculturais do período, o conceito de autonomia passou a ser um referencial ético para uma boa prática em saúde[14,15]. Autonomia refere-se à capacidade de fazer escolhas por si mesmo, e requer que o paciente esteja adequadamente informado, competente e livre de pressões indevidas[8,10,11,14].

Com esta nova variável surgiram outros modelos de relação médico-paciente: os modelos informativos e os modelos deliberativos/compartilhados. Atualmente são reconhecidos vários modelos de relacionamento, onde variam os papéis do paciente, da família e do médico na tomada de decisões.

Neste quesito, um ponto a ser observado é o respeito às diferenças culturais. Cabe ao médico explorar tais diferenças e encontrar o modelo mais adequado a cada família e paciente. Mais ainda, dentro de uma mesma cultura, famílias de pacientes internados em uma mesma UTI apresentam preferências diferentes sobre qual modelo consideram o mais apropriado para diferentes situações.

Assim, é bastante difícil predizer de antemão qual paciente ou família prefeririam quais modelos de decisão. As heterogeneidades existem em todas as sociedades, e estudos mostram que mesmo em países que valorizam autonomia, um número significativo de pacientes e famílias preferem modelos paternalistas[15.] Mais ainda, a visão médica sobre o assunto pode estar significativamente enviesada, conforme sugere um recente estudo brasileiro. Neste estudo, o número de médicos que poupariam informações sobre terminalidade da vida por paternalismo é muito maior do que o número de pacientes que gostariam de ser poupados destas informações[16].Desta forma, muito mais do que assumir um modelo de decisão único, é necessário reconhecer a natureza dinâmica desta relação, e assim, avaliar qual o modelo de decisão adequado para aquele paciente e sua família, naquele determinado momento.

Para isto, uma forma bastante sensata de avaliação sobre o melhor modelo de processo de decisão a ser aplicado foi proposto por Curtis et al[17]. Nele, propõe-se uma sequência de etapas a serem avaliadas antes de se aplicar um modelo de decisão compartilhada ou paternalista. A primeira etapa consiste em avaliar a estimativa do prognóstico e o grau de incerteza em relação a isto. Quanto pior o prognóstico e maior a certeza do desfecho desfavorável, maior seria a tendência do médico de assumir a responsabilidade das decisões do tratamento, assumindo um modelo mais paternalista e poupando a família do sofrimento de decidir. Entretanto, é importante permitir à família a oportunidade de se envolver com o processo de decisão se isto lhe interessar. As etapas subsequentes seriam a de avaliar qual o modelo preferido de relacionamento e então, adequar a comunicação para tal modelo. Entende-se assim, que o que existe é um espectro de modelos, onde um polo constitui o modelo paternalista e o outro, o informativo. Entre ambos, diversas nuances que abrangem os diversos graus de decisão compartilhada.

O papel da equipe multiprofissional no processo de tomada de decisão

A literatura apresenta um número crescente de evidências sugerindo discrepâncias significativas entre as opiniões de médicos, enfermeiros e público leigo sobre qual o melhor cuidado destinado a um paciente em fim de vida[18]. Tais achados reforçam o conceito de que, para se evitar decisões precipitadas ou enviesadas por um único ponto de vista, médico neste caso, decisões com caráter multiprofissionais poderiam ser benéficas. Assim, o envolvimento da equipe multiprofissional, com seus múltiplos pontos de vista, nos processos de tomada de decisão em UTI é entendido como um elemento essencial de um cuidado de qualidade[19].

Conclusão

Decisões sobre fim de vida em UTI são mais do que simples escolhas técnicas, e envolvem uma complexa relação que envolve por um lado médicos e equipe multiprofissional, com seus conhecimentos específicos em cada uma de suas áreas do saber, e por outro, os pacientes e suas famílias, com as suas biografias, identidades, desejos e preferências únicas. Este encontro singular torna o cuidado ao fim de vida dramaticamente variável, consequência das inúmeras diferenças e peculiaridades de cada situação, e de cada vida humana, condição inerente à valiosa diversidade humana. A boa decisão, conforme definida pela OMS, será aquela escolhida dentre todos os tratamentos que puderem ser considerados adequados, e que esteja de acordo com as preferências e valores do paciente. Cabe ao profissional de saúde identificar a melhor forma de empregar sua técnica para esse único e exclusivo fim.

Referências

1. Carlet J, Thijs LG, Antonelli M, Cassell J, Cox P, Hill N, Hinds C, Pimentel JM, Reinhart K, Thompson BT (2004) Challenges in end-of-life care in the ICU. Statement of the 5th International Consensus Conference in critical care: Brussels, Belgium, April 2003. Intensive Care Med 30:770–784.
2. www.who.int/cancer/palliative/definition/en/ (acessado em maio/2012).
3. Ayer R (editor) Conselho Regional de Medicina do Estado de São Paulo. Cuidado Paliativo. São Paulo: 2008.
4. Moritz RD, Deicas A, Capalbo M, Forte DN, Kretzer LP, Lago P, Pusch R, Othero J, Piva J, Silva NB, Azeredo N, Ropelato R. II Forum of the "End of Life Study Group of the Southern Cone of America palliative care definitions, recommendations and integrated actions for intensive care and pediatric intensive care units. Rev Bras Ter Intensiva. 2011; 23(1):24-29.
5. Lanken PN, Terry PB, Delisser HM, Fahy BF, Hansen-Flaschen J, Heffner JE, Levy M, Mularski RA, Osborne ML, Prendergast TJ, Rocker G, Sibbald WJ, Wilfond B, Yankaskas JR, ATS End-of-Life Care Task Force (2008) An official American Thoracic Society clinical policy statement: palliative care for patients with respiratory diseases and critical illnesses. Am J Respir Crit Care Med 177:912–927.
6. Soares M, Piva J. Physicians just need to be better trained to provide the best care at the end-of-life. Intensive Care Med, 2012, DOI 10.1007/s00134-011-2432-9.
7. Forte D, Vincent JL, Velasco I, Park M (2011) Association between education in EOL care and variability in EOL practice: a survey of ICU physicians. Intensive Care Med.doi: 10.1007/s00134-011-2400-4.
8. Código de Ética Médica do Conselho Federal de Medicina, conforme resolução CFM n 1931 de 17 de setembro de 2009.
9. Sen A. *Identity and violence: the illusion of destiny.* New York: W. W. Norton & Company Inc; 2006.
10. Pessini L. Distanásia: até quando prolongar a vida? 2 ed ed. São Paulo: Centro Universitário São Camilo: Loyola, 2007.
11. Siegel MD. End-of-life decision making in the ICU. Clin Chest Med 2009; 30(1):181-94.
12. Luce JM (2010) End-of-life decision- making in the intensive care unit. Am J Respir Crit Care Med 182(1):6–11.
13. Carrese JA. Refusal of care: patients' well-being and physicians' ethical obligations: "but doctor, I want to go home". JAMA 2006; 296(6):691-695.
14. Cook D. Patient autonomy versus parentalism. *Crit Care Med.* 2001; 29(2 Suppl):N24-N25.
15. Rodriguez-Osorio CA, Dominguez-Cherit G. Medical decision making: paternalism versus patient-centered (autonomous) care. *Curr Opin Crit Care.* 2008; 14(6):708-713.
16. Fumis RR, De Camargo B, Del Giglio A. Physician, patient and family attitudes regarding information on prognosis: a Brazilian survey. *Ann Oncol.* 2011.

17. Curtis JR, White DB. Practical guidance for evidence-based ICU family conferences. *Chest.* 2008; 134(4):835-843.
18. Sprung CL, Carmel S, Sjokvist P, Baras M, Cohen SL, Maia P, Beishuizen A, Nalos D, Novak I, Svantesson M, Benbenishty J, Henderson B; ETHICATT Study Group. Attitudes of European physicians, nurses, patients, and families regarding end-of-life decisions: the ETHICATT study. *Intensive Care Med.* 2007; 33(1):104-110.
19. Puntillo KA, McAdam JL. Communication between physicians and nurses as a target for improving end-of-life care in the intensive care unit: challenges and opportunities for moving forward. *Crit Care Med.* 2006; 34(11 Suppl):S332-S340.

Capítulo 5

Predições Probabilísticas em Cuidados Paliativos

■ Daniel Neves Forte

Introdução

Diagnóstico, tratamento e prognóstico são considerados desde os tempos de Hipócrates de Cós como as três maiores habilidades do médico. No entanto, nos últimos 100 anos, a importância dada à habilidade de prognosticar diminuiu, enquanto cada vez mais as habilidades de diagnosticar e tratar ganharam importância e atenção. Um estudo envolvendo aproximadamente 700 médicos norte-americanos[1] mostra que embora médicos sejam frequentemente requisitados a prognosticarem, aproximadamente 60% sentem-se inadequadamente treinados para esta tarefa. Mais ainda, muitos médicos referiam sentir-se intimidados pelas expectativas de pacientes e familiares de que o prognóstico seja muito acurado, por sentirem-se julgados ou por sentirem dificuldade na comunicação de suas predições. Assim, frequentemente nos dias de hoje, a educação e a prática médica visam apenas o reconhecimento de potenciais riscos e a pronta intervenção. A importância de o profissional refletir sobre a descompensação aguda dentro de um contexto mais amplo de uma doença de longa progressão, e assim, avaliar o prognóstico, ponderar sobre a proporcionalidade das intervenções e comunicar-se de forma sensível e empática com o paciente e família perdeu significativa importância na Medicina do século XX. Atualmente, com o crescimento dos cuidados paliativos, estas habilidades de prognosticar, ponderar sobre o processo de tomada de decisão e comunicar-se com pacientes e familiares têm cada vez mais recuperado seu papel fundamental na prática e na educação médica. Este capítulo abordará alguns aspectos importantes referentes à habilidade de se fazer prognóstico, enfatizando o prognóstico das doenças nas suas fases mais avançadas.

Uma crítica frequente à habilidade de prognosticar, por vezes utilizada como argumento para não se fazer prognósticos, é a inacurácia e imprecisão das previsões relacionadas à complexidade inerente do corpo humano. Muitas vezes, tal crítica carrega subjacente uma concepção de que prognóstico deva ser feito de forma determinística e precisa especificando, por exemplo, o tempo de sobrevida de um paciente. De fato, prognosticar desta maneira está quase sempre fadado ao erro e, possivelmente, a conflitos. Entretanto, existem outras maneiras de se prognosticar, como por exemplo, utilizando-se predições probabilísticas que podem fornecer informações importantes para o processo de tomada de decisão, com embasamento tanto nas decisões clínicas quanto nas decisões que paciente e família tomam referentes às suas prioridades de vida. Assim, ao invés de utilizar as informações sobre prognóstico de forma determinística, estas informações podem ser mais úteis quando se compreende sua natureza probabilística e seu papel como uma parte do processo de tomada de decisão. Nesta habilidade de prognosticar, a quantificação e a comunicação das incertezas pode ser tão importante quanto à quantificação e a comunicação das certezas. É o que será apontado no restante deste capítulo.

Definição

Prognóstico pode ser definido como "as probabilidades relativas dos vários desfechos decorrentes da história natural de uma doença". Compreende ao menos cinco aspectos: 1. progressão/recorrência da doença; 2. morte, 3. desconfortos/incapacidades; 4. toxicidade de medicamentos e 5. Custos[2,3].

Existem dois métodos para se formular um prognóstico: a predição clínica e a utilização de instrumentos validados previamente pela literatura. Os dois métodos não são excludentes, e muitas vezes é interessante associá-los de alguma forma.

Predição clínica

A utilização das informações que o médico obtém sobre o diagnóstico e a extensão da doença associadas com a sua experiência prévia e com o seu julgamento clínico constituem uma das formas mais antigas de se prognosticar. Esse método necessita que o médico tenha significativa experiência clínica prévia, o que pode ser vantajoso para alguns, e desvantajoso para outros. Suas vantagens estão relacionadas à maior individualização do prognóstico diante de cada caso ao qual o médico é confrontado. Dentre as principais desvantagens, pode-se destacar os diferentes vieses cognitivos que influenciam o julgamento, incluindo vieses de memória (lembrar-se mais de experiências muito marcantes prévias), vieses de confirmação (procurar informações que reforcem o ponto de vista desejado), vieses de seleção/enquadramento (associados à maneira como a informação é obtida), dentre outros[2].

Inúmeros estudos têm mostrado a inacurácia deste método para o prognóstico sobre tempo de vida. Uma metanálise[4] sobre este assunto sugere uma tendência otimista de médicos em prognosticarem sobrevida, superestimando-a em até 45% dos casos[3]. Outros estudos sugerem ainda que médicos mais experientes têm maior acurácia para prognosticar sobrevida, enquanto esta acurácia é menor quanto mais intensa a relação médico-paciente[4]. Um trabalho interessante sugere que médicos têm melhor acurácia de prognosticar sobrevida no início da internação, enquanto enfermeiros tornam-se bastante acurados (r=0.98) nos últimos dias de vida[5].

Instrumentos validados de prognóstico

Estes instrumentos são obtidos através do estabelecimento empírico de relações de associação entre os dados clínicos e os dados de desfecho, variando o seu poder de correlação e a sua validação externa. Pela sua natureza estatística, apresentam resultados probabilísticos. Esta é uma importante característica a ser ressaltada, tanto na utilização quanto na comunicação destas informações. Neste capítulo serão apresentados os instrumentos de maior relevância da literatura atual, divididos em duas partes: instrumentos relacionados à doença de base; instrumentos relacionados à complicação aguda da doença de base.

Instrumentos relacionados à doença de base

Funcionalidade: Relacionando funcionalidade e prognóstico, existe o importante conceito da trajetória esperada de doenças. Três modelos principais são descritos: uma trajetória com evolução estável e então uma piora rápida de funcionalidade, marcando uma fase final de evolução (caracteristicamente a evolução do câncer); trajetórias com declínio gradual da funcionalidade, marcado por agudizações e recuperações parciais (p. ex, insuficiência cardíaca e doença pulmonar obstrutiva crônica-DPOC) e trajetórias com declínio lento e progressivo (típico de Síndrome da Fragilidade do Idoso ou de Síndromes Demenciais)[6]. Compreender a trajetória esperada da doença pode ter importantes implicações no planejamento mais adequado dos cuidados a serem oferecidos aos pacientes.

Existem diversas escalas validadas para se mensurar funcionalidade, e de alguma forma, a funcionalidade está quase sempre associada à sobrevida. As principais escalas de funcionalidade são o Karnofsky Performance Status (KPS), o Eastern Cooperativ Oncology Group- Performance Scale (ECOG) e o Palliative Performance Scale (PPS). O KPS é uma escala que varia entre 100 (nenhuma limitação funcional) a zero (óbito), enquanto o ECOG varia de zero (nenhuma limitação) a quatro (completamente dependente). Ambas são validadas como preditores de sobrevida e de resposta à quimioterapia em pacientes com câncer. O PPS varia de 100 (nenhuma limitação funcional) a zero (óbito) e contempla cinco domínios: capacidade de deambular, estágio da doença, ingesta oral, capacidade de autocuidado e nível de consciência. Nesta escala o paciente pontua pelo pior critério. A adaptação dessas escalas é demonstrada no final deste capítulo.

Para pacientes com qualquer um dos inúmeros tipos de tumores sólidos metastáticos, um KPS<60 se correlaciona a uma sobrevida média menor do que seis meses[7,8]. É interessante apontar que, apesar de todos os avanços no tratamento de doenças oncológicas, a sobrevida de pacientes com doenças oncológicas e baixa funcionalidade se alterou muito pouco nos últimos 30 anos. Deve-se notar que a maioria dos estudos clínicos sobre quimioterapia têm ECOG zero ou um como critério de inclusão. Estudos em pacientes com ECOG maior do que dois são extremamente raros[7].

Existem escores prognósticos validados para pacientes com Insuficiência Renal Crônica que necessitem de diálise[9]. Características como Índice de Massa Corpórea <18, incapacidade de transferência do leito, diálise não planejada, comorbidades como insuficiência cardíaca, arritmias ou neoplasias estão associadas a pior prognóstico, e quando associadas, podem corresponder a chance de até 70% de morte em menos de um ano.

Em pacientes com Insuficiência Cardíaca, a necessidade de hospitalização aumenta em três vezes o risco de morte no próximo ano. São também fatores associados à maior mortalidade em um ano: creatinina ≥1,4 mg/dl, pressão arterial sistólica <100 mmHg e/ou pressão arterial média >100 bpm (2x mortalidade 1 ano), fração de ejeção reduzida (correlação linear com FE <45), arritmias ventriculares resistentes a tratamento, anemia (cada 1g/dl = aumento de 16% mortalidade), Na ≤135-137 mEq/L, caquexia, perda funcional e presença de comorbidades (DM, depressão, DPOC, cirrose, AVC, câncer e HIV[10].

Em pacientes com DPOC, o Volume Expirado Forçado no primeiro segundo (VEF1) menor do que 30% do predito ou a necessidade de mais do que duas hospitalizações no último ano classificam o paciente no grau final de gravidade do escore de GOLD. Outros critérios que sugerem que o paciente apresente alto risco de morte nos próximos seis meses são caquexia, piora funcional, insuficiência cardíaca esquerda, dependência de oxigenioterapia, dependência para autocuidados e idade maior do que 70 anos. A presença de mais do que dois destes critérios aumenta a importância da necessidade de discutir sobre cuidados de fim de vida, conforme a recomendação do atual presidente da American Thoracic Society[11].

Prognóstico de pacientes cirróticos[12] pode ser estimado através da Classificação de Child-Pugh. Esta pontua de acordo com a presença ou não de encefalopatia hepática, ascite, hipoalbuminemia, coagulopatia e hiperbilirrubinemia. Pacientes com classificação C no escore de Child-Pugh apresentam chance de 45% de sobrevida em um ano. Nos últimos anos, outro escore validado para estes pacientes que vem ganhando importância é o Model for End-stage Liver Disease (MELD). Este pontua de seis a 40, avaliando nível de bilirrubinas, de alteração do tempo de protrombina e da creatinina sérica. Pacientes com MELD>30 apresentam chance de até 40% de sobrevida média de seis meses. Mais recentemente, foi proposto o acréscimo da variável sódio ao MELD, dada a forte correlação desta alteração com prognóstico. Estima-se que a queda de 1 mEq/l abaixo de 135 mEq/l corresponda a diminuição de 12% na probabilidade de sobrevida três meses

A evolução de pacientes com demência de Alzheimer pode ser avaliado pela escala de Functional Assesment Scale (FAST). É importante relembrar que essa doença evolui de forma progressiva, por vezes ao longo de mais de uma década, com poucas opções de tratamentos eficazes, especialmente nas suas fases mais avançadas[13]. Apesar disto, a identificação da fase final de vida destes pacientes permanece um desafio. Sabe-se que pacientes com demência avançada frequentemente apresentam complicações como pneumonia, episódios febris e dificuldades para se alimentarem, e que estas complicações estão associadas com chances de aproximadamente 40% de óbito em seis meses[14] (Mitchell, NEJM 2009). Neste estudo, observou-se que os pacientes que tinham familiares que compreenderam o prognóstico e o curso clínico da doença tinham menos chance de receberem cuidados agressivos no fim da vida.

Outras variáveis relacionadas à menor sobrevida: Nos pacientes com doenças graves, alguns sintomas podem ser indicativos de pior prognóstico. Dentre os principais, a Síndrome de Caquexia-Anorexia é um dos mais fortemente relacionados à fase final da vida em pacientes oncológicos, com Doença Pulmonar Obstrutiva Crônica ou Insuficiência Cardíaca. Em pacientes oncológicos, a sua presença se correlaciona a uma sobrevida média menor do que dois meses[15]. Outros sintomas que podem ser indicativos de fase final de evolução em doenças avançadas (prognóstico médio < 90 dias) são dispneia e delirium/confusão mental[9].

Outros marcadores de tempo médio de sobrevida inferior a seis meses em pacientes com tumores sólidos metastáticos, segundo uma recente revisão sistemática da literatura[8], são: cálcio sérico maior do que 11,2 mg/dl, tromboembolismo pulmonar, metástase cerebral com KPS<70 ou dois ou mais metástases cerebrais acompanhadas de outras metástases extracranianas, compressão medular com limitação para deambular e derrame pericárdico maligno. Não existem evidências na literatura que o tratamento do câncer ou da complicação melhore sobrevida nestas situações[8]. Por outro lado, um recente estudo prospectivo e randomizado, realizado em pacientes com câncer de pulmão não pequenas células metastático[16] mostrou que o acompanhamento conjunto entre equipe de oncologia e cuidados paliativos desde o diagnóstico obteve melhor qualidade de vida e maior sobrevida destes pacientes, comparado com pacientes acompanhados exclusivamente pela equipe de oncologia. Mais ainda, comparando-se a fase final de vida, o grupo que sobreviveu mais, recebeu menos quimioterapia, menos medidas invasivas e foram mais precocemente encaminhados ao hospice[17]. Nestas situações, às vezes menos é mais.

Escalas de prognóstico em cuidados paliativos: são ferramentas que podem ser utilizadas de maneira probabilística. O seu uso de forma determinística, isto é, como uma forma de dizer se o paciente vai ou não vai sobreviver a tal período, é uma compreensão errônea de sua natureza.

Palliative prognostic Score (PaP): esta escala foi validada em diversos países para pacientes oncológicos recebendo cuidados paliativos exclusivos. Inclui variáveis clínicas e biológicas, como: presença de dispneia, anorexia, KPS, a predição clínica de sobrevida e contagem de leucócitos. Cada dimensão tem uma pontuação, que somada varia entre zero e 17,5. O resultado é então classificado em A (de zero a 5,5), B (de 5,6 a 11) ou C (>11,1), onde A representa uma chance de 70% de estar vivo em 30 dias, B chance de 30 a 70% de sobrevida 30 dias, e C, <30% de chance. Posteriormente acrescentou-se o critério de delirium como fator de pior prognóstico no PaP[18].

Palliative Performance Index (PPI): as variáveis avaliadas pelo PPI são: KPS, ingesta oral, dispneia ao repouso e delirium. Cada variável recebe uma pontuação, e a soma varia de zero a 15. Pacientes são então estratificados em três grupos, de acordo com o resultado: A até 2, B: de 2 a 4, e C>4, e estes grupos apresentam diferentes sobrevidas. Sabe-se que um PPI>6 se correlaciona a chance de sobrevida menor do que três semanas com uma sensibilidade de 80% e uma especificidade de 85%[18].

Instrumentos relacionados à complicação aguda da doença de base

Desde a famosa publicação da primeira versão do escore APACHE em 1982, diversos escores foram validados para avaliar sobrevida de forma probabilística em Unidade de Terapia Intensiva. Hoje pode-se utilizar o APACHE III, APACHE IV, SAPS SAPS II, SAPS III, e cada vez mais, o SOFA escore. Uma revisão detalhada destes escores não é o escopo deste capítulo. No entanto, é importante ressaltar que tais ferramentas não apresentam a especificidade suficiente para embasarem sozinhas, uma decisão clínica em um paciente de forma individual. Sua utilidade se dá como uma das variáveis que pode ser utilizada no processo de tomada de decisão, além da sua clara utilidade como forma de comparar gravidade de populações em pesquisas científicas.

Serão levantados aqui, de forma resumida, alguns outros fatores reconhecidos como de impacto em prognóstico de pacientes internados em UTI.

Pacientes oncológicos: diversos estudos recentes apontam que muitas vezes, o prognóstico da doença oncológica não é tão determinante na mortalidade em UTI e em seis meses após a internação, quanto é a gravidade da doença aguda. Esta por sua vez é marcadamente determinada pelo número de disfunções de órgãos ou sistemas acometidos no insulto. Assim, a necessidade de ventilação mecânica (OR entre 2,9 e 7,7), de drogas vasoativas (OR ente 3,19 e 6,0), de suporte de terapia de substituição renal (OR entre 2,54 e 3,27), e o aumento de bilirrubinas (OR entre 4,9 e 7,7) são os diversos estudos fatores independentes de mortalidade. Mais ainda, a literatura mostra que apresentam um efeito somatório. Assim, em um estudo brasileiro recente, apresentar entre uma e duas disfunções orgânicas acarretou em um OR de

2,35 para mortalidade (IC 1,76 – 3,14, p< 0,01). Apresentar mais do que duas disfunções aumentou este OR para 6,30 (IC 4,7 – 8,4, p< 0,01). A mortalidade em seis meses ficou então em 30, 55 e 89% para os grupos com zero, uma ou duas e três ou mais disfunções (p< 0,001)[19]. Outros estudos encontraram resultados na mesma linha[20,21]. *Apresentar mais d*o que quatro disfunções implica em mortalidade na UTI maior do que 80%, independente do prognóstico da doença oncológica.

Pacientes idosos: Até poucos anos atrás, sobrevivência era o único desfecho clínico valorizado e estudado em UTI. Qualidade de vida como desfecho clínico após alta da UTI passou a ser estudada apenas no final do século XX. Atualmente, um crescente número de estudos clínicos tem investigado como fica a qualidade de vida em sobreviventes de choque séptico com disfunção de múltiplos órgãos. Tais estudos têm descoberto que a qualidade de vida pode ficar gravemente comprometida após uma internação em UTI por esta causa, sendo as sequelas físicas e psíquicas pós-UTI crescentemente reconhecidas como significativas[22]. Maior idade e maior gravidade de doença representam fatores de risco para internações mais prolongadas em UTI e também se associam a pior funcionalidade pós-alta, maior risco de transferências para instituições de longa permanência após a alta e a uma elevada taxa de mortalidade nos meses que se seguem à alta da UTI[23-25]. Além disto, uma alta taxa de mortalidade (55%) foi observada mesmo em idosos saudáveis admitidos na UTI por motivos clínicos[26].

Pacientes cirróticos: no grupo de pacientes com cirrose avançada, a literatura sugere que o subgrupo com melhor prognóstico na fase aguda são aqueles com sangramento por varizes e/ou com até uma disfunção de *órgão*[27,28]. Estes subgrupos têm uma sobrevida entre 55 e 65% na internação em UTI. Em pacientes cirróticos com sepse ou naqueles que evoluem para disfunção múltipla de órgãos, a mortalidade chega a 90% durante a internação na UTI. Para estes, pacientes a indicação de UTI deve ser cuidadosamente avaliada no sentido de se evitar tratamentos obstinados e dolorosos no fim da vida.

Conclusão

Este capítulo revisou alguns das principais ferramentas que embasam o prognóstico médico de doenças nas suas fases mais avançadas. São informações referentes aos aspectos biológicos do ser humano, muitas delas de natureza probabilística, e assim, com uma incerteza inerente. Estas informações embasam o processo de tomada de decisão, não o definem. Nas questões sobre cuidados de fim de vida, devem ser necessariamente associadas às informações sobre valores, sobre biografia e sobre preferências do paciente, através de uma comunicação realizada de forma clara, sensível e empática, para que as decisões sobre os melhores cuidados sejam tomadas respeitando o indivíduo em todas as suas dimensões.

Referências

1. Christakais N, Iwashyna TJ. Attitude and self-reported practice regarding prognostication in a national sample of internists. Archives of Internal medicine, 1998, 158(21),2389-95.
2. Glare P, Sinclair C, Downing M, Stone P. Predicting survival in patients with advanced diseases. in: Oxford Textbook of Palliative Medicine, 4 ed, Oxford University Press, 2010.
3. Glare P, Virik K, Jones M, ET AL. A systematic review of physicians' survival predictions in terminally ill patients. BMJ 2003, 327(7408),195.
4. Christakis NA, Lamont EB. Extent and determinants of error in doctors' prog- noses in terminally ill patients: prospective cohort study. BMJ. 2000;320:469- 473.
5. Oxenham D, Cornbleet MA. Accuracy of prediction of survival by different professional groups in a hospice. Palliat Med 1998;12:117–8.
6. Murray MK, Boyd K, Sheikh A. Illness trajectories and palliative care. BMJ 2005;330:1007–11.
7. Salpeter SR, Malter DS, Esther J, Luo EJ, et al. Systematic Review of Cancer Presentations with a Median Survival of Six Months or Less. Journal of Palliative Medicine Volume 15, Number 2, 2012 DOI: 10.1089/jpm.2011.0192.
8. Lamont EB, Christakis NA. Complexities in prognostication in advanced cancer: "to help them live their lives the way they want to".JAMA. 2003 Jul 2;290(1):98-104.
9. Couchoud C, Labeeuw M, Moranne O, Allot V, Esnault V, Frimat L, Stengel B; French Renal Epidemiology and Information Network (REIN) registry.A clinical score to predict 6-month prognosis in elderly patients starting dialysis for end-stage renal disease. Nephrol Dial Transplant. 2009 May;24(5):1553-61. Epub 2008 Dec 18.
10. Reisfield GM, Wilson GR. Prognostication in Heart Failure (http://www.eperc.mcw.edu/EPERC/FastFactsIndex/ff_143.htm
11. Curtis JR. Palliative and end-of-life care for patients with severe COPD. http://www.ersj.org.uk/content/32/3/796.full.pdf+html
12. Durand F, Valla D. Assessment of Prognosis of Cirrhosis. Seminars in Liver Disease/Volume 28, Number 1 2008. DOI 10.1055/s-2008-1040325Yaffe JAMA 2009.
13. Yaffe C, Weston AJ, Blackwell T, et al. The Metabolic Syndrome and Development of Cognitive Impairment Among Older Women. http://archneur.jamanetwork.com
14. Mitchell AR. Coronary calcium screening. N Engl J Med. 2009 Dec 17;361(25):2490-1; author reply 2491-2. PMID: 20018973.
15. Llobera J, M Esteva M, Rifà J. European Journal of Cancer. 2000; 36 (16): 2036-2043.
16. Lamont EB, Christakis NA. Complexities in Prognostication in Advanced Cancer: "To Help Them Live Their Lives the Way They Want to" JAMA. 2003;290(1):98-104. doi:10.1001/jama.290.1.98.
17. Temel JS, Greer JA, Ph.D., Muzikansky A, et al. Early Palliative Care for Patients with Metastatic Non–Small-Cell Lung Cancer. N Engl J Med 2010; 363:733-742August 19, 2010.
18. Greer JA, Pirl WF, Jackson VA, et al. Effect of Early Palliative Care on Chemotherapy Use and End-of-Life Care in Patients With Metastatic Non–Small-Cell Lung Câncer. J Clin Oncol 2011. DOI: 10.1200/JCO.2011.35.7996.
19. Ripamonti CI; Gabriella Farina, Marina Chiara Garassino. Predictive Models in Palliative Care.Cancer2009;115(13suppl):3128–34.
20. Soares M, Salluh JI, Ferreira CG, et al. - Impact of two different comorbidity measures on the 6-month mortality of critically ill cancer patients. Intensive Care Med,2005; 31:408–415.
21. Larche J, Azoulay E, Fieux F, et al. - Improved prognosis in critically ill cancer patients with septic shock. Intensive Care Med, 2003;29:1688-1695.
22. Pene F, Aubron C, Azoulay E, et al.-Outcomes of critically ill allogenic hematopoietic stem-cell transplantation recipients: a reappraisal of indications for organ failure supports. J Clin Oncol,2006; 24:643-929.

23. Dowdy DW, Eid MP, Sedrakyan A, Mendez-Tellez PA, Pronovost PJ, Herridge MS, Needham DM. Quality of life in adult survivors of critical illness: a systematic review of the literature. Intensive Care Med. 2005; 31(5):611-620.
24. Feng Y, Amoateng-Adjepong Y, Kaufman D, Gheorghe C, Manthous CA. Age, duration of mechanical ventilation, and outcomes of patients who are critically ill. Chest. 2009; 136(3):759-764.
25. Rady MY, Johnson DJ. Hospital discharge to care facility: a patient-centered outcome for the evaluation of intensive care for octogenarians. Chest. 2004; 126(5):1583-1591.
26. Martin CM, Hill AD, Burns K, Chen LM. Characteristics and outcomes for critically ill patients with prolonged intensive care unit stays. Crit Care Med. 2005; 33(9):1922-1927.
27. Sacanella E, Perez-Castejon JM, Nicolas JM, Masanes F, Navarro M, Castro P, López-Soto A. Mortality in healthy elderly patients after ICU admission. *Intensive Care Med*. 2009; 35(3):550-555.
28. Alastair J. O'Brien Cathy A. Welch Mervyn Singer David A. Harrison. Prevalence and outcome of cirrhosis patients admitted to UK intensive care: a comparison against dialysis-dependent chronic renal failure patients. Intensive Care Med (2012) 38:991–1000 DOI 10.1007/s00134-012-2523-2.
29. Austin MJ and Shawcross DL. Outcome of patients with cirrhosis admitted to intensive care. Current Opinion in Critical Care 2008, 14:202– 207 Maltoni, European Journal of Palliative Care 1994.

Principais escalas utilizadas em avaliações prognósticas
Escala de Desempenho de Karnofsky (EDK)

Valor	Nível de Capacidade Funcional
100	Normal, sem queixas, sem evidência de doença
90	Capaz de realizar atividade normal, sinais ou sintomas menores de doença
80	Atividade normal com esforço, alguns sinais ou sintomas de doença
70	Cuidados pessoais, incapaz de realizar atividade normal ou fazer trabalho ativo
60	Requer ajuda ocasional, mas é capaz de atender maioria das necessidades
50	Requer ajuda considerável e cuidado médico frequente
40	Incapaz, requer cuidado e ajuda especiais
30	Gravemente incapacitado, hospitalização é indicada embora morte não seja iminente
20	Hospitalização é necessária, muito doente, tratamento de suporte ativo necessário
10	Moribundo, processos rapidamente progressivos
0	Morto

Grupo de Oncologia Cooperativo Oriental - Escala de Desempenho (ECOG)

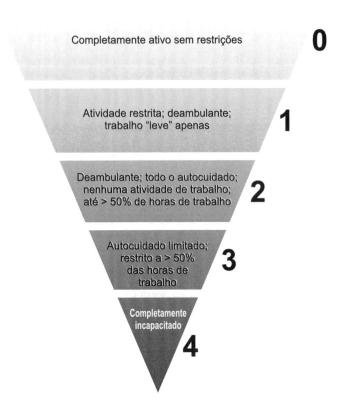

Escala de Performance Paliativa (PPS)

%	Deambulação	Atividade e evidência de doença	Autocuidado	Ingestão	Nível de consciência
100	Completa	Normal, sem evidência de doença	Completo	Normal	Completo
90	Completa	Normal, alguma evidência de doença	Completo	Normal	Completo
80	Completa	Com esforço, alguma evidência de doença	Completo	Normal	Completo
70	Reduzida	Incapaz para o trabalho, alguma evidência de doença	Completo	Normal ou reduzida	Completo
60	Reduzida	Incapaz de realizar hobbies, doença significativa	Assistência ocasional	Normal ou reduzida	Completo ou com períodos de confusão
50	Sentado ou deitado	Incapacitado para qualquer trabalho, doença extensa	Assistência considerável	Normal ou reduzida	Completo ou com períodos de confusão
40	Acamado	Idem	Assistência quase completa	Normal ou reduzida	Completo ou com períodos de confusão
30	Acamado	Idem	Dependência completa	Reduzida	Completo ou com períodos de confusão
20	Acamado	Idem	Idem	Ingestão limitada a colheradas	Completo ou com períodos de confusão
10	Acamado	Idem	Idem	Cuidados com a boca	Confuso ou em coma
0	Morte	-	-	-	-

Tabela 1 – Estadiamento de Avaliação Funcional (FAST)	
Estágio FAST	**Características**
1	Sem redução
2	Déficit subjetivo para encontrar palavras
3	Déficits observados em situações exigentes no trabalho
4	Requer ajuda para tarefas complexas, como lidar com finanças e planejar uma festa
5	Requer ajuda para escolher roupa adequada
6A	Requer ajuda para vestir-se
6B	Requer ajuda para tomar banho adequadamente
6C	Requer ajuda com mecânica da ida ao banheiro (p.ex., dar descarga, limpar-se
6D	Incontinência urinária
6E	Incontinência fecal
7A	Capacidade de fala limitada a meia dúzia de palavras inteligíveis
7B	Vocabulário inteligível limitado a uma única palavra
7C	Capacidade de deambulação perdida
7D	Capacidade de sentar-se perdida
7E	Capacidade de sorrir perdida
7F	Capacidade de manter cabeça em pé perdida

Reproduzido com permissão de Psychopharmacology Bulletin. ©1984 Barry Reisberg MD Todos os direitos reservados.

Capítulo 6

Cuidados Paliativos – Identificação e Controle dos Sintomas

■ Lara Patrícia Kretzer

Introdução

São crescentes na literatura médica as evidências demonstrando que a incorporação do modelo paliativista nas UTIs em complementação ao tradicional modelo de resgate de vida oferece benefícios significativos aos pacientes críticos, suas famílias e equipe assistente. Salienta-se que estes benefícios não são colhidos apenas por pacientes terminais e por aqueles com doença aguda que não sobrevivem à UTI, mas também por aqueles sobreviventes para os quais nenhuma medida de resgate de vida foi limitada[1]. Esta distribuição global de benefícios ocorre porque a incorporação do modelo paliativo através de seus princípios holísticos contribui para o melhor alívio do sofrimento físico e psíquico de todos os pacientes internados em UTI e de seus familiares.

Uma das estratégias utilizadas pelo modelo paliativo para obter o alívio de sofrimento dos pacientes é o controle adequado dos sintomas que estes apresentam como consequência direta das doenças e seus tratamentos. De fato, a abordagem impecável dos sintomas é um dos pilares fundamentais dos cuidados paliativos[2]. Neste capítulo serão abordados: a) os princípios gerais que guiam a abordagem de sintomas do doente crítico; b) as escalas de avaliação de sintomas; c) o controle dos sintomas mais prevalentes e mais geradores de sofrimento no doente crítico, incluindo uma breve discussão sobre controle de sintomas em situações de limitação terapêutica e o papel da sedação paliativa diante de sintomas intratáveis; e d) algumas considerações especiais diante do paciente cuja morte seja esperada entre poucas horas a poucos dias.

Princípios da abordagem de sintomas em UTI

Os princípios que norteiam a abordagem de sintomas de pacientes críticos tomam como base os princípios da medicina paliativa de uma maneira geral. Entre os princípios, destaca-se:

- A abordagem impecável dos sintomas é importante em todas as fases da doença crítica. Naqueles pacientes que recebem tratamento com ênfase curativa, ainda que com algum grau de limitação (fases 1 e 2), o controle de sintomas complementa o plano terapêutico oferecido, permitindo que estes tratamentos sejam melhor tolerados pelos pacientes e servindo ainda como estratégia de humanização da assistência. Já naqueles pacientes onde tratamentos curativos não são mais contemplados (fase 3), o controle de sintomas passa a ser o principal foco da prescrição médica, permitindo que a fase final de vida seja a mais livre de sofrimento físico e psíquico possível;

- O plano de controle de sintomas não segue protocolo pré-definido, mas deve ser baseado nas necessidades específicas de cada paciente. Embora a presença de alguns sintomas como dor e dispneia seja bastante prevalente em pacientes críticos, suas expressões e padrões de resposta aos tratamentos oferecidos são bastante variáveis. Além disso, sintomas têm determinantes complexos, modulados pela presença de fatores como ansiedade, medo, personalidade e até mesmo perspectivas culturais. Em alguns pacientes, por exemplo, a percepção de dispneia é exacerbada nos períodos noturnos, durante as trocas de plantão ou diante da presença de alguns profissionais ou de familiares. Pode-se citar ainda exemplo de perspectivas culturais que entendem que o sofrimento tem papel importante no processo de evolução espiritual, percepção esta que modula a forma como o indivíduo reage ao sofrimento, bem como, suas expectativas em relação ao tratamento. Uma abordagem impecável de sintomas, portanto, deve levar em conta as múltiplas variáveis clínicas e individuais, muitas vezes exigindo da equipe uma avaliação crítica de sua postura diante do sofrimento de cada paciente;

- O treinamento adequado da equipe para a abordagem de sintomas é fundamental. A identificação da presença de sintomas em pacientes críticos é um desafio imposto pela diminuição das capacidades comunicativas dos pacientes, seja por alteração do nível de consciência e comprometimento cognitivo, seja pela presença de tubos endotraqueais ou traqueostomias. Neste difícil contexto, a equipe deve estar treinada para identificar a presença de sintomas, oferecer a melhor alternativa de abordagem dos mesmos e monitorar sistematicamente a resposta e presença de efeitos colaterais da terapêutica oferecida. Da mesma maneira, a equipe deve estar treinada para fazer avaliação crítica dos fatores que contribuem para o desencadeamento dos sintomas, incluindo a avaliação do custo/benefício de terapias e procedimentos de rotina do serviço que tenham impacto negativo no conforto do paciente. Enquanto, apesar de dolorosa, a coleta sistemática de exames laboratoriais possa ser indispensável na monitoração do tratamento de pacientes nas fases 1 e 2, essa mesma rotina pode ser dispensável em pacientes em fase 3, quando o plano de cuidados estiver menos sujeito a mudanças guiadas por resultados de exames complementares;

- Todo paciente faz parte do trinômio paciente-família-equipe. Por esta razão, em todas as fases a comunicação dos objetivos, riscos e limitações da terapêutica proposta para a abordagem dos sintomas é essencial. O controle de vômitos incoercíveis, por exemplo, pode exigir a suspensão da oferta de nutrição, seja temporária ou definitiva. Como a suspensão da nutrição é tipicamente motivo de grande ansiedade para familiares e mesmo para membros da equipe assistente, é fundamental que haja uma comunicação adequada a respeito das razões que justificam tal medida;

- O controle de sintomas é uma abordagem multidisciplinar, sendo baseado tanto em medidas farmacológicas quanto não farmacológicas. Além do conhecimento aprofundado das medidas farmacológicas disponíveis para o alívio de sintomas a equipe deve atuar coordenadamente na aplicação de medidas não farmacológicas, essenciais para o bom controle dos mesmos. Por exemplo, o horário de visitas mais flexível, a suspensão de restrições físicas e o controle de fatores ambientais, tais como, excesso de barulho, são medidas não farmacológicas que contribuem para a prevenção e o controle do delírio em pacientes críticos.

Identificação e avaliação de sintomas

Apesar da importância do controle de sintomas tanto para a redução do sofrimento quanto para a humanização do atendimento ao paciente crítico, ainda são poucos os estudos sobre o tema. Em 2008 Delgado-Guay *et al.* demonstraram que em um subgrupo de pacientes críticos – portadores de neoplasias e atendidos por equipe de cuidados paliativos – os sintomas mais prevalentes foram fadiga (95%), dor (84%), dispneia (82%), delírio (81%), ansiedade (65%), constipação (60%) e depressão (45%)[3]. Embora a generalização destes resultados seja limitada por representar um segmento específico de pacientes, este estudo alerta para a alta carga de sintomas apresentada por doentes críticos. Além disso, este estudo confirma evidências dos benefícios dos cuidados paliativos nas UTIs, ao demonstrar melhora significativa no alívio dos sintomas (principalmente dor e dispneia), redução de medidas invasivas e melhor definição de limitações terapêuticas.

Outro estudo com o objetivo de aprofundar o entendimento sobre a alta carga de sintomas do doente crítico foi desenvolvido por Puntillo *et al*[4]. Neste estudo os autores analisaram prospectivamente os sintomas apresentados por uma amostra significativa de pacientes internados em UTI geral. A avaliação foi sistematizada através da adaptação de uma escala de avaliação de sintomas amplamente utilizada em cuidados paliativos. Neste estudo, os autores avaliaram a presença e a intensidade de sintomas, assim como, o grau de sofrimento provocado pela presença dos mesmos. Os sintomas mais prevalentes foram fadiga (74,7%), boca seca (70,8%) e ansiedade (57,9%). A dor esteve presente em 40,4% das avaliações e a dispneia em 43,9%. Destes sintomas, boca seca foi o sintoma de maior intensidade; no entanto, o sintoma gerador de maior sofrimento foi dispneia, seguida por medo, confusão e dor. Também foi importante a observação de que a presença de ansiedade foi significativamente maior nos pacientes em ventilação mecânica (74,2% v. 25,8%).

Estes estudos apontam para a alta carga de sintomas apresentados pelos doentes críticos e ressaltam a importância da melhor identificação e abordagem dos mesmos. Nestes estudos, a avaliação meticulosa e objetiva dos sintomas foi possível a partir do uso de escalas de identificação e graduação de sintomas. Mais especificamente, eles se basearam na Edmonton Symptom Assessment Scale (ESAS), uma escala que avalia a presença de nove sintomas (dor, cansaço, náusea, depressão, ansiedade, sonolência, alterações de apetite, dispneia, mal estar) assim como gradua a intensidade dos mesmos[2]. Além destes sintomas, outros sintomas podem ser adicionados à escala de cada paciente conforme necessário. A exemplo de Puntillo *et al.*, a sensação de boca seca foi incluída na escala como sintoma a ser identificado e paliado devido a alta prevalência e grau de desconforto que este sintoma causa a pacientes críticos[4]. A graduação da intensidade dos sintomas permitida pela escala também pode auxiliar a equipe na monitoração dos resultados obtidos com as medidas instituídas. Apesar de ser uma escala excelente, a grande limitação do uso da ESAS em terapia intensiva é a necessidade de integridade comunicativa, nem sempre presente no paciente crítico. A presença de delírio como fator limitante ao emprego do ESAS é especialmente destacada por Delgado-Guay *et al.* e Puntillo *et al.*[3,4], que chamam a atenção para a necessidade imperiosa de identificação e controle deste sintoma.

Na tentativa de contornar este problema, algumas escalas foram desenvolvidas com o objetivo de identificar e objetivar a presença de sintomas quando o paciente apresenta limitações comunicativas. Puntillo *et al.*, por exemplo, desenvolveram modelo de avaliação a partir de uma adaptação da ESAS mais ajustada às limitações comunicativas dos pacientes críticos[4]. Outras escalas baseiam-se em dados indiretos para identificação de alguns destes sintomas[5]. Embora imperfeitas, um aspecto fundamental destas escalas de controle de sintomas é a maior sistematização do cuidado que as mesmas promovem, aumentando assim as chances de identificação precoce da presença de sintomas e a melhor abordagem dos mesmos.

Controle de sintomas

Dor

Pacientes internados em UTI frequentemente tem dor. As causas de dor são múltiplas e frequentemente estão associadas aos cuidados prestados. A presença de tubos e cateteres, coleta de exames, manipulação para procedimentos e aspiração de secreções são causas comuns de dor e desconforto. Além de gerar grande sofrimento aos próprios pacientes, a percepção de que estes estão com dor também é fonte de grande sofrimento aos seus familiares. Demonstra a literatura, que a percepção por parte dos familiares de que o paciente está sofrendo é fator que contribui para o desenvolvimento de estresse pós-traumático, ansiedade e luto complicado destes familiares[6].

O reconhecimento da importância do bom controle da dor tem estimulado o desenvolvimento de protocolos de cuidados nos quais tanto a presença quanto a intensidade da dor são avaliadas de maneira tão sistemática quanto à monitoração de sinais vitais[7]. Em pacientes críticos uma das grandes dificuldades impostas à avaliação da dor é limitação das capacidades comunicativas dos pacientes. A utilização de escalas visuais de dor, por exemplo, não é possível em pacientes comatosos, profundamente sedados ou com alterações cognitivas significativas. Como alternativa, dados indiretos da presença de dor podem ser utilizados na tentativa de identificação deste sintoma, tais como agitação, padrão de movimentos corporais, presença de tensão muscular, face de dor, taquicardia, hipertensão, sudorese e assincronia com o ventilador[5,9]. Algumas escalas de avaliação de dor no paciente crítico baseiam-se na presença dados indiretos como, por exemplo, a Critical Care Pain Observation Tool[5,18].

Além de monitoração protocolar através do uso de escalas, a avaliação adequada da dor também depende do reconhecimento do caráter multifatorial e individual deste sintoma. Além da dimensão física, a dor também é modulada por componentes psíquicos, culturais e espirituais. Por esta razão, essas diversas variáveis devem idealmente ser avaliadas, preferencialmente através de ação mutidisciplinar[2]. A abordagem de outras formas de sofrimento que contribuem para a dor, tais como medo e ansiedade, por exemplo, pode ser parte integrante do plano de cuidados a ser desenvolvido pela equipe, sendo que este plano pode envolver tanto medidas farmacológicas como não farmacológicas (apoio psicológico, apoio religioso, técnicas de relaxamento).

Apesar das especificidades do contexto crítico, o tratamento farmacológico da dor em UTI também pode tomar como ponto de partida as recomendações da Organização Mundial da Saúde para o controle deste sintoma[7]. Dores de baixa intensidade podem ser tratadas com analgésicos fracos, como dipirona e paracetamol; dores moderadas podem ser tratadas com opioides fracos, tais como codeína e tramadol, geralmente associados à dipirona ou paracetamol;

e finalmente, dores intensas podem ser tratadas com opioides fortes como a morfina, metadona e fentanil[2]. A avaliação do tipo da dor (somática, visceral, neuropática, psicogênica) e ação sobre fatores desencadeantes (procedimentos diagnósticos e terapêuticos, edema cerebral, ansiedade, etc.) também guiam a escolha das drogas a serem utilizadas[2,9]. Conjuntamente à abordagem farmacológica, a identificação de causas desencadeadoras de dor que possam ser tratadas também é essencial. O controle de hipertensão intracraniana, drenagem de abscessos, toracocentese e paracentese de alívio, reposicionamento no leito, estabilização de fraturas, tratamento de moníliase oral e esofágica, e de mucosites são exemplos de medidas que podem ser necessárias para o alívio da dor.

Em terapia intensiva o uso de opioides fortes como droga de escolha inicial é corretamente rotina na maioria das unidades. No entanto, embora seja correta a suposição de que a dor em pacientes críticos é bastante prevalente e intensa, o uso de doses iniciais altas de opioides, muitas vezes inadequadamente utilizados com objetivo sedativo, não é justificado. Assim como em qualquer outro contexto de abordagem de dor, a titulação do opioide escolhido deve ser cuidadosa, principalmente em pacientes virgens no uso desta classe de drogas, idosos e portadores de disfunções orgânicas. O uso de doses desnecessariamente elevadas de opioides aumentam os riscos dos seus efeitos colaterais, incluindo sedação excessiva e prolongada, prolongamento do desmame ventilatório, efeitos hemodinâmicos indesejáveis, íleo, estase gástrica, toxicidade (incluindo convulsões e delírio) e síndromes de abstinência quando estas drogas são suspensas[9].

O uso de doses iniciais baixas de opioides, associado à titulação criteriosa guiada por repostas terapêuticas, é princípio fundamental da administração desta classe de drogas. Em outras palavras, a dose correta de opioides é sempre a dose mais baixa que permita o alívio do sintoma. Em muitos casos, no entanto, doses altas acabam por ser necessárias, razão de salientar que não há dose teto para o uso de opioides[9]. Também princípio fundamental do uso destas drogas é a importância de incluir no plano de cuidados dos pacientes medidas de prevenção de constipação (como óleo mineral ou lactulose) e antieméticos (sendo a metoclopramida a droga de escolha devido ao seu efeito pró-cinético)[7]. A preocupação com os efeitos colaterais dos opioides, no entanto, jamais deve justificar o não emprego dessa classe de drogas diante de um paciente com dor.

Entre os opioides que podem ser utilizados em UTI destaca-se a morfina, o fentanil e a metadona. A morfina é o opioide de referência em cuidados paliativos, sendo frequentemente a droga de escolha na abordagem inicial da dor moderada a severa[2,9]. Apresenta como vantagem uma meia-vida curta, o que facilita a sua titulação, podendo ser administrada tanto por via enteral como parenteral. Apresenta maior risco de liberação de histamina do que o fentanil e a metadona, o que pode causar alterações hemodinâmicas indesejáveis e broncoespasmo, inibindo o seu uso mais rotineiro em UTI. A dose parenteral inicial de morfina costuma ser de 2 a 5mg em intervalos não superiores a quatro horas. Doses de resgate, normalmente equivalentes às doses fixas devem ser administradas em caso de surgimento de dor. A infusão contínua da droga também é possível, com atenção devendo ser dada quanto à estabilidade da droga quando em diluição. A titulação da dose necessária para alívio do sintoma, a partir da dose inicial, deve levar em conta a resposta terapêutica obtida incluindo a necessidade de doses de resgate[9].

O fentanil é 100 vezes mais potente que a morfina, e devido sua meia-vida curta, depende de infusão endovenosa contínua para a manutenção do seu efeito analgésico. Em pacientes com insuficiência renal o fentanil é mais seguro que a morfina, sendo droga de escolha neste cenário[9]. A droga de ataque costuma ser de 0,5-2μg/kg, administrada por via endovenosa e seguida por dose contínua, preferencialmente de 0,5 a 2μg/kg/h,[7,8]. Cabe lembrar que o fentanil é droga analgésica, e que o seu uso como agente sedativo é inadequado.

A metadona apresenta como vantagem em relação à morfina e ao fentanil uma ação de antagonismo ao receptor N-metil-D-aspartato (NMDA), envolvido na indução de tolerância e abstinência aos opioides e no mecanismo de dor neuropática[9]. É droga alternativa à morfina em casos de dor pouco responsiva àquela droga e em casos de insuficiência renal, já que é relativamente independente de eliminação renal. A meia-vida da metadona, no entanto, é bastante variável (entre 10 a 75 horas), o que dificulta a sua titulação e limita seu uso no paciente crítico[9].

Outras classes de drogas podem ser utilizadas como coanalgesia aos opioides ou mesmo como droga principal no tratamento farmacológico da dor como os agonistas alfa-2-adrenérgicos, a cetamina e corticóides[7,10]. Os agonistas alfa-2-adrenérgicos clonidina e dexmedetomidina são drogas de potencial analgésico e sedativo usadas com frequência cada vez maior como agentes de primeira linha em terapia intensiva[10]. Podem ser utilizadas como coanalgésicos em associação com opioides, podendo facilitar o uso de doses mais baixas destes agentes. O uso da clonidina e da dexmedetomidina como agentes analgésicos isolados para o controle de dores leves a moderadas é possível, cabendo a monitoração sistemática do controle da dor e da necessidade de associação de outro agente analgésico. Como vantagens adicionais, a clonidina e a dexmedetomidina apresentam efeito sedativo leve e não residual, não interferem com o drive respiratório e têm papel de destaque na prevenção do delírio[9,10]. A cetamina, droga antagonista do receptor NMDA, pode ser utilizada em doses sub-hipnóticas em pacientes com resposta insuficiente aos opioides (seja como agente sinérgico ou isoladamente), especialmente diante da presença de hipotensão. Devido ao potencial risco de efeitos disfóricos, recomenda-se a associação de doses baixas de benzodiazepínicos[11]. Diante da presença de lesões tumorais cujas expansões são causadoras de dor o uso de corticoides pode ser bastante efetivo e diante da presença de dor neuropática, drogas como antidepressivos tricíclicos (amitriptilina) ou anticonvulsivantes (carbamazepina, gabapentina, pregabalina) podem ser utilizadas.

Dispneia

A dispneia é um dos sintomas mais prevalentes em cuidados paliativos e no paciente crítico costuma ser um dos principais sintomas geradores de sofrimento físico e emocional intensos[4,7,8,13]. Trata-se de sintoma multifatorial; assim como a dor a dispneia também tem determinantes físicos, psíquicos e existenciais[7]. Como é sintoma subjetivo, a dispneia nem sempre é proporcional à impressão clínica de desconforto respiratório. O desconforto respiratório, ao contrário da subjetividade da dispneia, é avaliado pela equipe de saúde através de dados objetivos como a presença de hipoxemia, taquipneia, fala entrecortada e uso de musculatura acessória. A concomitância de ansiedade, por exemplo, bastante comum em pacientes com doença respiratória[7], pode contribuir para que o paciente tenha a percepção de piora da dispneia, ainda que não exista piora concomitante dos dados clínicos objetivos. A abordagem sintomática da dispneia, portanto, também deve ser multifatorial.

Inicialmente a abordagem da dispneia exige o diagnóstico e o controle de fatores exacerbantes tais como congestão, crise de broncoespasmo, nova infecção e presença de linfangite carcinomatosa. Nestes casos, podem ser efetivas terapias específicas voltadas para o tratamento do fator exacerbante, como por exemplo, a administração de diuréticos na congestão associada à hipervolemia, anti-hipertensivos na congestão associada à crise hipertensiva, broncodilatadores diante de uma crise de broncoespasmo, antibióticos diante de uma infecção respiratória ou sepsis e corticoides para o alívio de broncoespasmo e linfangite carcinomatosa[13]. Em pacientes que estão em ventilação espontânea a propriedade da introdução de suporte ventilatório, invasivo ou não invasivo, para tratamento da causa exacerbadora da dispneia pode ser considerada desde que o benefício potencial destas modalidades seja realisticamente esperado. Esta é uma análise que depende de um processo de tomada de decisão que conforme descrito em capítulos anteriores leva em conta múltiplos fatores tais como prognóstico (estágio da doença, grau de funcionalidade), desejos prévios do paciente e entendimento e aceitação prognóstica por parte da família e equipe.

Cabe lembrar que o suporte ventilatório não é abordagem de alívio de sintoma em si. Ao contrário de ser fonte de conforto, a sua introdução geralmente vai exigir ajustes de sedação e analgesia para garantir boa adaptação do paciente a este suporte. É importante salientar que a dispneia também pode ocorrer em pacientes que recebem suporte ventilatório, já que é comum a percepção inadequada de que esta estratégia confere conforto respiratório ao paciente com dispneia. Utilizado na abordagem da insuficiência respiratória, o suporte ventilatório é medida de suporte orgânico e não de controle de sintomas. A presença de taquipneia, taquicardia, expressão facial de medo, respiração paradoxal, batimento de asa de nariz e assincronia com o ventilador são alguns indícios da presença de dispneia no paciente intubado. Portanto, também é passo importante para o controle deste sintoma o ajuste para maior sincronia do paciente com o ventilador. Em pacientes com doença terminal são poucos os estudos sobre o papel da ventilação não invasiva (VNI) e da oxigenoterapia no alívio da dispneia, no entanto, a literatura tem apontado algumas tendências. A VNI parece não contribuir com o conforto de pacientes com doença neoplásica pulmonar terminal, mas pode contribuir com o conforto de alguns pacientes com doença obstrutiva crônica, ainda que não ofereça impacto prognóstico neste subgrupo de pacientes. A VNI tem indicação mais adequada em situações onde existe um evento agudo e potencialmente reversível sobreposto à condição crônica e terminal de base, como infecção respiratória e principalmente congestão[12]. Nestes casos, após obtido o consentimento do paciente, essa modalidade pode ser iniciada e a resposta avaliada. Caso não haja resposta satisfatória, haja má adaptação ou aumento do desconforto do paciente, a VNI deve ser suspensa, devendo-se lembrar de que pacientes com depressão do nível de consciência ou com agitação psicomotora não devem receber VNI. Mesmo quando a VNI contribui para o alívio da dispneia, a presença da máscara de VNI e da pressão positiva podem gerar desconforto ao paciente, sendo então importante que as necessidades de sedação e analgesia do paciente sejam reavaliadas e as doses retituladas.

Em relação à oxigenoterapia, não existe evidência na literatura de que ela contribua com o conforto de pacientes não hipoxêmicos[7]. Embora o benefício da oxigenoterapia também não seja bem estabelecido em pacientes hipoxêmicos terminais, essa modalidade pode em alguns casos diminuir a percepção de desconforto de alguns pacientes[7]. Desta forma, as opções de introdução e suspensão desta modalidade devem ser individualizadas. Para alguns pacientes, manter o ambiente bem arejado, abrir janelas e colocar um ventilador gentilmente assoprando ar no rosto do doente podem ser medidas de conforto efetivas e mesmo superiores ao oxigênio[2,7].

A abordagem farmacológica da dispneia baseia-se no uso de opioides[7,14]. As doses empregadas para o controle da dispneia em pacientes virgens de tratamento com estas drogas costumam ser menores que as doses empregadas para controle de dor. No entanto, a dose necessária para o conforto respiratório depende da resposta de cada paciente. Pacientes críticos habitualmente já estão recebendo alguma terapia opioide para controle de dor, sendo que nestes casos a dose para controle da dispneia deve ser aumentada até que melhor conforto respiratório seja alcançado. Também não há dose teto de opioides para controle de dispneia. A titulação criteriosa da droga e a monitoração e prevenção cuidadosa de efeitos colaterais são cuidados essenciais da mesma maneira como no controle da dor. As drogas mais comumente utilizadas em UTI para esse fim são a morfina e o fentanil, podendo também ser administrada a metadona. Entre essas drogas, a mais amplamente utilizada e estudada no controle da dispneia é a morfina[14]. A dose inicial sugerida é de 2mg administrada por via endovenosa ou subcutânea e de 5 a 10mg se administrada via oral[7,8]. O intervalo entre as doses não deve ultrapassar três a quatro horas. A dose inicial sugerida de fentanil é de 50 a 100 microgramas em bolus, administrada por via endovenosa e seguida por infusão contínua na dose inicial de 0.5µg/kg/h[7]. A metadona pode ser iniciada na dose de 2,5mg por via subcutânea ou de 5 a 10mg via oral, com intervalos de administração que devem ser cuidadosamente titulados entre 4 a 12 horas[7]. Embora os opioides possam contribuir no controle da ansiedade, comumente presente em pacientes com dispneia, a associação com ansiolíticos pode ser necessária em alguns pacientes. A associação de doses baixas de opioides com benzodiazepínicos em doses ansiolíticas pode ser sinérgica na paliação da dispneia, permitindo melhora desse sintoma com baixo risco de depressão respiratória[13]. Nestes casos, o midazolam é o benzodiazepínico mais amplamente utilizado em terapia intensiva, já que sua meia-vida curta facilita a titulação da dose necessária para esse fim. Infusões contínuas podem ser utilizadas ainda que inicialmente em doses tão baixas quanto 15mg em 24h. O propofol também é uma alternativa para controle de ansiedade. Oferece o benefício do seu efeito broncodilatador e do não acúmulo, mas devido à sua meia-vida muito curta exige infusão contínua, só podendo ser utilizado por via endovenosa. Atenção deve ser dada ao acesso venoso, já que o acesso periférico frágil e pouco calibroso pode não tolerar a infusão contínua dessa droga[18].

Roncos terminais

Roncos terminais ocorrem em 25% dos pacientes em processo de morte, e não costumam ser causa de sofrimento ao paciente[7]. No entanto, eles podem ser causa de grande desconforto a familiares e mesmo a membros da equipe[13]. Neste contexto, estratégias de comunicação com familiares e equipe, onde a possibilidade da ocorrência desta condição é antecipada e esclarecida são bastante recomendáveis. Especialmente importante é assegurar familiares e equipe de que esta condição não é sinônima de desconforto, mas que faz parte do processo de morte na medida em que o paciente fica progressivamente inconsciente e incapaz de tossir e deglutir saliva e secreções[7]. A aspiração de secreções deve ser evitada já que é potencialmente causadora de desconforto ao paciente. Medidas farmacológicas como a administração de hioscina ou escopolamina (30 gotas por via enteral ou uma ampola por via subcutânea ou endovenosa de seis em seis horas) também podem ser utilizadas[2,7,13]. Em pacientes ainda lúcidos, estas medidas farmacológicas preventivas de roncos terminais devem ser utilizadas com cautela, já que medicações anticolinérgicas podem gerar sintomas desconfortáveis como retenção urinária, constipação e boca seca. Finalmente, cabe salientar que essas medicações não tem efeito sobre secreção brônquica purulenta[13] e que a presença de roncos terminais não reflete piora da dispneia, portanto não sendo indicação de aumento de opioides ou sedativos.

Delírio

O delírio é uma das condições mais prevalentes tanto em pacientes críticos quanto em pacientes próximos da morte. Costuma ser evento agudo, caracterizado por flutuações do nível de consciência e perda da atenção[13,15]. Pode ser desencadeado por sepsis, hipoxemia, medicações (benzodiazepínicos, opioides, anticolinérgicos e corticoides), distúrbios metabólicos (uremia, insuficiência hepática, hipercalcemia, hiponatremia), desidratação e retirada abrupta de álcool ou drogas (benzodiazepínicos, nicotina, corticoides, opioides). Existem poucos estudos sobre a associação do delírio com outros sintomas, mas a presença de depressão e ansiedade não tratadas, dor, dispneia, alterações do ciclo sono-vigília são condições potencialmente desencadeadoras de delírio[4,15].

Além de ser urgência médica, o controle do delírio é medida fundamental para a manutenção da capacidade comunicativa do paciente crítico, que por sua vez é fundamental para preservar a sua autonomia e facilitar a identificação de sintomas geradores de sofrimento. Além disto, sintomas causadores de grande sofrimento, tais com dor e dispneia, por si só podem desencadear delírio[7,15]. Desta forma, uma abordagem mais adequada tanto dos sintomas quanto do delírio pode reduzir o risco do desencadeamento de um ciclo de sintomas-delírio de controle progressivamente mais difícil.

O controle do delírio baseia-se na correção de fatores precipitantes e na instituição de terapêutica farmacológica e não farmacológica[15]. Diante de um paciente com delírio, a reavaliação da manutenção de medicações administradas que podem ser desencadeadoras de delírio, o tratamento da sepsis, a correção de distúrbios metabólicos e a avaliação quanto a possibilidade de abstinência ao álcool ou outras drogas são medidas que devem ser instituídas quando possível e quando apropriado. Algumas das ações não farmacológicas que podem contribuir, tanto na prevenção quanto no tratamento do delírio são: redução dos estímulos nóxicos ambientais (tais como presença de luz excessiva no período noturno e excesso de barulho), permissão da presença de familiar tranquilizador, suspensão de medidas de monitoração não essenciais, não utilização de medidas de contenção física (exceto quando estritamente necessárias para segurança de paciente agitado até obtenção do efeito de medida farmacológica apropriada), comunicação com voz calma e suave, cuidadosa manipulação no leito e esforços para a manutenção do ciclo sono-vigília[7,13,15].

A droga de escolha na abordagem farmacológica do delírio em UTI é o haloperidol[8,13,15]. A dose inicial recomendada pela literatura é de 2,5 a 5mg via endovenosa, podendo ser repetida a cada 15-30 minutos até obtenção do alívio do sintoma, sendo que raramente doses acima de 20mg são necessárias[8,15]. No entanto, em pacientes frágeis e idosos o uso inicial de doses iniciais mais baixas e progressivamente aumentadas quando necessário podem ser mais adequadas. Pacientes cujo delírio foi desencadeado por abstinência a drogas e principalmente ao álcool podem se beneficiar do uso de benzodiazepínicos, assim como nos casos em que o delírio está associado a convulsões[15]. Nestes dois casos o uso de haloperidol como droga única para controle de agitação não é adequado já que pode diminuir o limiar convulsivo. Em alguns pacientes com delírio agitado, principalmente aqueles próximos à morte, a ausência de controle do quadro, a despeito das medidas farmacológicas e não farmacológicas apropriadas, pode indicar a necessidade de sedação paliativa[18]. A literatura também tem demonstrado a contribuição positiva dos agonistas alfa-2-adrenérgicos na prevenção do delírio em UTI[10,15].

Alterações do sono

O impacto das alterações do sono no doente crítico merece destaque, principalmente devido à associação destas com delírio e sintomas como fraqueza, depressão e ansiedade. São muitas as evidências de que doentes críticos dormem pouco e dormem mal. A arquitetura e qualidade do sono estão prejudicadas, principalmente em pacientes em ventilação mecânica. Algumas das causas das alterações do ciclo sono-vigília são: fatores ambientais, tais como excesso de luz noturna e excesso de barulho, interrupção do sono para coleta de exames e manipulações no período noturno, ansiedade e uso de sedativos e analgésicos. O entendimento da diferença entre sono e sedação é importante, já que não são equivalentes. Embora a sedação possa ter papel na indução e mesmo na manutenção do sono do doente crítico, ela também pode ser fator de alteração da qualidade de sono e do ciclo sono-vigília. A manutenção do sono fisiológico deve ser estimulada ao máximo, assim como o uso criterioso de sedação para este fim. Medidas de manutenção de um ambiente adequado para o sono e evitar interrupções do mesmo durante o período noturno são essenciais[16].

Boca seca

A literatura tem apontado boca seca como queixa frequente e causadora de sofrimento significativo a pacientes críticos[4]. Entretanto, este sintoma raramente é valorizado e abordado pelos profissionais da saúde. Desidratação, respiração de boca aberta ou manutenção da boca semiaberta devido à presença de tubo endotraqueal, uso de máscara de VNI e uso de medicações que tenham efeito anticolinérgico como hioscina, morfina, amitriptilina e diuréticos são exemplos de fatores que contribuem para o desencadeamento deste sintoma. Salienta-se que embora a sede possa estar acompanhada da sensação de boca seca, estes dois fenômenos não são sinônimos. A boca seca não traduz necessariamente estado de desidratação, ocorrendo frequentemente em pacientes edemaciados e hipervolêmicos; nestes casos a hidratação do paciente com objetivo de alívio deste sintoma dificilmente resulta em sucesso. A reavaliação da necessidade da manutenção de medicações que tenham efeito anticolinérgico, a hidratação dos lábios com agentes umectantes, cuidados com higiene oral, oferta de líquidos em pequenos goles e gelados e, quando possível e tolerado, em forma de gelo, são abordagens sugeridas pela literatura para controle desse sintoma[2,4].

Medo

A dependência de suporte orgânico (principalmente da ventilação mecânica), o soar de alarmes, a contemplação do risco de morte e o ambiente hostil são alguns fatores citados pela literatura como desencadeadores de medo em pacientes críticos. A abordagem do medo é fundamentalmente não farmacológica, através de estratégias de boa comunicação com o paciente (informações adequadas, emprego de atitudes carinhosas e empáticas), da presença de familiares, do uso de técnicas de relaxamento e da humanização do ambiente de UTI[4].

Fraqueza

A fraqueza é sintoma dos mais prevalentes em cuidados paliativos e na terapia intensiva. Distúrbios hidroeletrolíticos, alterações do sono, anemia, imobilidade, perda de massa e funcionalidade muscular, uso de sedativos e caquexia são algumas das causas deste sintoma. Apesar de bastante prevalente este sintoma pode ser de difícil controle, principalmente em doentes críticos. A abordagem consiste no controle dos fatores desencadeantes quando possível através de medidas farmacológicas e não farmacológicas. Ajuste do ciclo sono-vigília, transfusão de hemácias diante de anemia sintomática e abordagens farmacológicas como metilfenidato e corticoides são exemplos de alternativas utilizadas em cuidados paliativos. No entanto, não existem dados na literatura que substanciem o emprego de drogas para alívio deste sintoma no contexto do paciente crítico. É sempre recomendável estabelecer junto ao paciente o grau de sofrimento ou angústia trazido por este sintoma assim como o balanço entre os benefícios que podem ser realisticamente obtidos e os riscos potenciais de uma abordagem agressiva do mesmo. Isto é ainda mais importante no contexto de final de vida já que a fraqueza faz parte do processo de morte. Este sintoma, embora seja funcionalmente limitante, não costuma ser gerador de sofrimento intenso nesta fase da doença[17].

Sintomas de difícil controle e papel da sedação paliativa

Apesar dos melhores esforços da equipe, alguns sintomas serão refratários ao tratamento. Nestas situações, quando os sintomas refratários forem fonte de grande sofrimento físico ou mesmo existencial ao paciente, a equipe deve considerar a propriedade da sedação paliativa, temporária ou definitiva, como medida de conforto. A European Association for Palliative Care define sedação paliativa como o uso monitorado de medicações com o objetivo de induzir um estado de alerta reduzido ou ausente, com objetivo de aliviar o peso do sofrimento intratável de uma maneira que seja eticamente aceitável ao paciente, família e equipe de saúde[18].

De acordo com os princípios paliativistas, a sedação paliativa não é medida de primeira escolha no controle de sintomas. Isto porque o papel do controle de sintomas é o de oferecer ao paciente a maior integridade funcional e qualidade de vida possíveis permitida pela fase evolutiva da doença[18]. O ideal a ser atingido é o de um paciente lúcido, interativo, autônomo e com sintomas bem controlados. No entanto, isto nem sempre é possível. Quando tentativas apropriadas de controle de sofrimento são exauridas, a sedação paliativa passa a ser alternativa de alívio de sofrimento eticamente justificada e muitas vezes imperiosa. De acordo com a literatura, as situações que mais comumente indicam o início de sedação paliativa são: dor incontrolável, dispneia refratária (incluindo quando esta ocorre após a suspensão de suporte ventilatório) e delírio agitado. Menos frequentemente é também indicada no tratamento paliativo de vômitos incoercíveis, tosse refratária e urgências como hemorragias maciças (hemoptise, erosão tumoral de grandes vasos), asfixias e convulsões refratárias[7,13,18]. Embora controversa, a indicação de sedação paliativa para sofrimento existencial intenso e refratário também é descrita pela literatura[18].

As drogas mais utilizadas para a sedação paliativa são os benzodiazepínicos. O propofol e, menos frequentemente, os barbitúricos são alternativas para esse fim[7,8,13,18]. Entre os benzodiazepínicos o midazolam é droga mais utilizada dada sua meia-vida curta que permite melhor titulação da dose necessária. A dose de ataque costuma ser de 0,02-0,1mg/kg e a manutenção de 1-5mg/h[8,18]. O propofol também apresenta a vantagem de ser droga de muito curta ação, o que facilita a titulação da dose embora exija a infusão contínua da droga. A dose inicial pode ser de 1mg/kg seguida por infusão contínua de 0,5mg/kg/h[8,18]. A ausência de efeito cumulativo do propofol faz com que esta droga seja uma boa escolha diante de uma sedação paliativa que possa ser temporária. É importante salientar que, tanto os benzodiazepínicos quanto o propofol, não possuem ação analgésica, de maneira que, ao serem sedados, os pacientes devem continuar recebendo tratamento para dor. Os barbitúricos são pouco utilizados, mas podem ser bem indicados em casos de convulsões refratárias e em pacientes que desenvolveram alta tolerância a outras medicações sedativas[18].

O uso de sedação paliativa costuma ser foco de grande angústia aos profissionais da saúde. Uma das principais razões seria a possibilidade de precipitação da morte secundária a apneia. No entanto, quando bem indicada e realizada, a sedação paliativa raramente precipita a morte do paciente. Além disto, nos raros casos em que a apneia ocorre, a morte costuma ser interpretada como um efeito indesejável, embora não imprevisível, da sedação paliativa, cujo objetivo único foi o de obter o alívio de sofrimento intolerável. Legalmente esta interpretação é conhecida como doutrina do duplo efeito[8], sendo amplamente reconhecida em jurisprudências a nível nacional e internacional. Cabe a recomendação, no entanto, de algumas medidas de boa prática para que a sedação paliativa seja defensável do ponto de vista ético e legal:

- A documentação sistemática do processo de tomada de decisão deve ser realizada, incluindo as tentativas prévias de controle do sintoma e as sugestões oferecidas por especialistas[8,18,19]. Esta é uma situação em que a solicitação (e documentação) de parecer de especialista em cuidados paliativos é recomendável[7,18]. Este parecer especializado pode contribuir tanto para a tentativa prévia de controle do sintoma quanto para a tomada de decisão quanto à propriedade da sedação paliativa.

- Deve ser estabelecida uma comunicação adequada entre equipe, família e paciente a respeito das razões da indicação de sedação paliativa e esclarecimento dos potenciais riscos e consequências associados à mesma (apneia, agitação paradoxal, perda das capacidades interativas, etc.)[18,19]. Cabe lembrar que compartilhar esta tomada de decisão com a família não significa colocar o peso da decisão sobre a mesma[18]. Esta é uma decisão cuja responsabilidade é médica; no entanto, o entendimento e aceitação da medida pela família são fundamentais para que o processo ocorra de maneira tranquila para todos. No caso de pacientes autônomos, estes devem dar o seu consentimento para o início da medida após decisão compartilhada, lembrando que toda cautela e delicadeza comunicativa são necessárias ao abordar um paciente em sofrimento agudo extremo. O respeito à autonomia do paciente também pode incluir o desejo do mesmo em não fazer parte da tomada de decisão. Independente de qual tenha sido o processo de tomada de decisão, a documentação deste processo é recomendável.

- O médico prescritor deve estar familiarizado com as drogas a serem utilizadas. Além disso, as doses utilizadas devem ser cuidadosamente tituladas, seguindo o princípio de que a dose ideal é a menor dose necessária para obtenção do alívio do sintoma. Uma titulação cautelosa contribui imensamente para que se estabeleça a distinção entre a intenção de buscar o conforto e a intenção implícita de precipitar apneia[8,18,19].

- A monitoração dos efeitos tanto desejáveis quanto colaterais da sedação paliativa deve ser sistematicamente realizada e documentada[18]. Essa monitoração, preferencialmente protocolar[19], deve guiar os ajustes necessários na terapia. Evidentemente, não existe a imposição da necessidade de monitoração através de exames laboratoriais, principalmente quando estes são causadores de desconforto. Em situações onde a expectativa de sobrevida é de poucas horas a poucos dias, e onde a sedação paliativa será mantida até à morte, a única monitoração necessária deve ser a de conforto[18].

Finalmente, a equipe deve trabalhar com a ciência de que embora apropriada, a preocupação com os efeitos colaterais da sedação paliativa não deve ser utilizada como justificativa para o não emprego desta terapia em pacientes com sofrimento extremo e refratários a outras medidas[18]. Sofrimento extremo deve ser visto como emergência tanto médica quanto humanitária.

Controle sintomas durante retirada de medidas terapêuticas

Além do melhor controle de sintomas, a inclusão do modelo paliativo nas UTIs também tem reduzido o hiato de tempo entre a definição da condição de irreversibilidade pela equipe de saúde e a suspensão de medidas terapêuticas consideradas fúteis e prolongadoras do inevitável processo de morte. Embora a limitação terapêutica não implique necessariamente na antecipação de acentuação de sintomas, é eticamente imperativa a intensificação da monitoração de desconfortos que possam ocorrer até o momento da morte. Enquanto a suspensão de drogas vasoativas, por exemplo, não costuma acentuar sintomas apresentados, a suspensão de diálise e do suporte ventilatório pode exigir a instituição mais ativa de medidas de prevenção de sintomas. Mais especificamente em relação à suspensão de suporte ventilatório que inclui a extubação, algumas medidas são recomendadas para a prevenção de sintomas de desconforto e devem ser instituídas antes que a extubação seja realizada. Estas medidas podem incluir o uso de opioides e benzodiazepínicos para o controle de dor, ansiedade e dispneia; o uso de corticoide como profilaxia de edema de cordas vocais; o uso de anticolinérgicos para diminuir a produção de saliva e o risco de estertores terminais e o controle de congestão com diuréticos e redução da oferta hídrica[7].

Considerações especiais no final de vida

Quando um plano de cuidados exclusivamente paliativos for definido e principalmente, quando este plano envolver a suspensão de medidas de suporte orgânico, é importante que a equipe assistente considere a suspensão de cuidados rotineiros que não contribuam para o conforto do paciente. Desta maneira, procedimentos dolorosos como coleta de exames, controles glicêmicos, monitoração de sinais vitais e medicações sem intuito paliativo devem ser suspensos, principalmente quando se espera que a morte ocorra entre horas a dias[18]. A manutenção de tais medidas, além de não agregar conforto ou melhora prognóstica ao paciente, pode distrair a equipe e mesmo os familiares do foco principal do tratamento, que é o conforto do paciente. Entre as medicações cuja suspensão pode ser apropriada estão os anti-hipertensivos, as profilaxias para trombose venosa profunda, a reposição de hormônios, dislipidemiantes, aspirina, antibióticos profiláticos e insulina.

Também nesta fase, a equipe deve discutir a propriedade da manutenção do suporte nutricional. A suspensão de terapia nutricional costuma ser motivo de grande controvérsia. Neste contexto, uma análise crítica da relação entre o bem estar dos familiares e o conforto do paciente é geralmente necessária[18]. Por um lado, não existe evidência de que a suspensão de terapia nutricional em pacientes próximos à morte seja causa de desconforto ou que antecipe a morte do paciente. Além disso, faz parte do processo de morte que o paciente naturalmente perca a vontade de comer e ingerir líquidos[7]. Muitas vezes a alimentação não é bem tolerada e a presença de sondas para alimentação pode ser causa de dor e desconforto. Infelizmente não é incomum a prática de contenção física de pacientes como medida de prevenção à retirada da sonda pelo paciente. Por outro lado, a suspensão da terapia nutricional pode ser causa de grande angústia e sofrimento para alguns familiares. Um processo de comunicação empática com familiares a respeito do impacto da dieta no conforto do paciente é essencial. Naqueles casos em que a presença da sonda não esteja causando desconforto aos pacientes e cuja suspensão seja razão de estresse familiar intenso a equipe deve considerar a manutenção da terapia.

A opção pela introdução de cuidados paliativos exclusivos também pode levar à equipe, muitas vezes a pedido do próprio paciente ou família, a considerar a transferência do paciente da UTI para a enfermaria. Quando a alta da UTI for uma medida desejável, por permitir que o paciente seja transferido para um ambiente potencialmente mais tranquilo com a presença da família de forma integral, é importante que seja observada uma harmonia entre as equipes assistentes da UTI e da enfermaria, principalmente em relação ao plano de cuidados paliativos propostos e ao controle de sintomas. Deve-se garantir que exista estrutura e preparo da equipe na enfermaria para que os cuidados paliativos sejam mantidos.

É importante, finalmente, lembrar que não apenas os pacientes são sintomáticos diante da vivência de doença crítica ou terminal. Familiares e equipe também apresentam sintomas tais como estress, ansiedade, fadiga, alterações no ciclo do sono e depressão. Atenção às expressões de sofrimento de familiares e da equipe e a adoção de protocolos de abordagem destas diferentes formas de sofrimento também fazem parte da inclusão de medidas paliativas em UTI[6,8,18].

Conclusão

O trabalho dedicado de uma equipe bem treinada em cuidados paliativos é uma das melhores estratégias de humanização e melhora da qualidade do atendimento a pacientes críticos e seus familiares. A avaliação sistemática da presença de sintomas e o bom controle dos mesmos são medidas fundamentais para o sucesso desta estratégia.

Referências

1. Nelson J, Basset R, Boss R, et al: Model for structuring a clinical initiative to enhance palliative care in intensive care units: a report from the IPAL-ICU project. *Crit Care Med* 2010; 38: 1765-1772.
2. Academia Nacional de Cuidados Paliativos. Manual de Cuidados Paliativos. Rio de Janeiro: Diagraphic, 2009.
3. Delgado-Guay MO, Parsons HA, Li Z, et al: Symptom distress, interventions, and outcomes of intensive care unit cancer patients referred to a palliative care consult team. *Cancer* 2009; 115:435-445.
4. Puntillo KA, Arai S, Cohen N, et al: Symptoms experienced by intensive care unit patients at high risk of dying. *Crit Care Med* 2010; 38: 2155-2160.
5. Gélinas C, Fillian L, Puntillo KA et AL. Validation of the critical care pain observation tool in adult patients. *Am J Crit Care* 2006; 15: 420-427.

6. Lautrette A, Darmon M, Megarbane B, et al: A communicative strategy and brochure for relatives of patients dying in the ICU. N Engl J Med 2007; 356: 469-478.
7. Lanken PN, Terry PB, DeLisser HM, et al: An official American Thoracic Society clinical policy statement: palliative care for patients with respiratory diseases and critical illnesses. *Am J Respir Crit Care Med* 2008; 177: 912-927.
8. Truog RD, Capmbell ML, Randall Curtis J, et al: Recommendations for end-of-life care in the intensive care unit: a consensus statement by the American College of Critical Care Medicine. *Crit Care Med* 2008; 36: 953-963.
9. Mularski RA: Pain management in the ICU 2004; Crit Care Clin 20: 381-401.
10. Pichot C, Guignone M, Quentin L: Dexmedetomidine and clonidine: from second-to-first--line sedative agents in the critical care setting? *J Int care Med* 2011; published online 27 April 2011.
11. Quibell R, Prommer EE, Mihalyo M et al: Therapeutic reviews: ketamine. *J Pain Symptom Manage* 2011; 41: 640-649.
12. Azolay E, Demoule A, Jaben S et al: Palliative non invasive ventilation in patients with acute respiratory failure. *Intensive Care Med* 2011; published online 9 June 2011.
13. Daud ML: Drug management of terminal symptoms in advanced cancer patients. *Curr Opin Support Palliat Care* 2007; 1: 202-206.
14. Currow DC, Ward AM, Abernethy AP: Advances in the pharmacological management of breathlessness. *Curr Opin Support Palliat Care* 2009; 3: 103-106.
15. Frontera JA: Delirium and sedation in the ICU. Neurocrit care 2011; 14: 463-474.
16. Weibhouse GL, Watson PL: Sedation and sleep disturbances in the ICU 2009 *Crit Care Clin* 25: 539-549.
17. Radbruch L, Strasser F, Elsner F et al. Fatigue in palliative care patients – an EAPC approach. *Palliat Med* 2008; 22: 13-32.
18. Cherny NI, Radbruch L et al: European Association for Palliative Care (EAPC) recommended framework for the use of sedation in palliative care. *Palliat Med* 2009; 23: 581-593.
19. Kuschner WG, Gruenewald DA, Clum N et al: Implementation of ICU palliative care guidelines and procedures. *Chest* 2009; 135:26-32.

Capítulo 7

Cuidados Paliativos em UTIs Pediátricas

■ Patrícia Lago
■ Jefferson Piva

Introdução

A proliferação das Unidades de Tratamento Intensivo Pediátrico (UTIP) que dispõem de tecnologias avançadas e tratamentos mais eficazes modificou a evolução de diversas doenças, permitindo a sobrevivência de crianças que até pouco tempo eram consideradas inviáveis e morriam precocemente. A taxa de mortalidade nas UTIP no Brasil vem declinando acentuadamente, situando-se hoje entre 4 a 10%, taxa semelhante à observada em UTIP de países desenvolvidos. Em contrapartida, observa-se um aumento no número de crianças portadoras de sequelas graves, dependentes de tecnologia e com reduzida expectativa de vida. Muitas dessas crianças necessitam de repetidas internações hospitalares, inclusive na fase final da doença que antecede o óbito[1-3].

Tem sido demonstrado, que muitas crianças em fase terminal de doença irreversível, quando internadas em UTIP acabam recebendo um tratamento centralizado na cura, que nesses casos é inalcançável, desconsiderando os cuidados paliativos e as reais necessidades nos momentos que antecedem o final de vida[4-10]. A limitação de suporte vital em UTIP Brasileiras tem oscilado entre 35 e 55%[7-10] diferentemente do que é observado nas UTIP europeias, canadenses e norte-americanas, onde a imensa maioria dos óbitos é precedida por alguma forma de limitação de suporte vital (retirada ou não oferta de tratamento excepcional ou ainda, não reanimação), denotando ser uma morte esperada e atribuída ao curso natural do estado terminal de enfermidade refratária ao tratamento[4-6].

Essa dificuldade no manejo de crianças em fase final de vida, em nosso meio, tem como principais justificativas os receios de ordem legal e a falta de ensino e treinamento (tanto na graduação como na residência médica) para lidar com os aspectos que envolvem o final de vida, tais como: fundamentos bioéticos, habilidades de comunicação e estratégias assistenciais de cuidados paliativos[4,7-10]. Consequentemente, pediatras e intensivistas pediátricos ressentem-se da falta desse treinamento, mantendo sua atuação no extremo da medicina curativa mesmo naqueles casos onde essa prática mostra-se ineficaz. Este tipo de conduta acaba prolongando o processo de morte e determinando um final de vida com dor e sofrimento para criança e seus familiares.

Cuidados paliativos em pediatria

Em relação à pediatria, os cuidados paliativos representam um campo de atuação especial embora apresente uma relação de intimidade com os cuidados paliativos da população adulta. É importante salientar que segundo a OMS, o cuidado paliativo abrange também as famílias[11].

- Os cuidados paliativos iniciam quando a doença é diagnosticada, e continua independentemente de haver ou não tratamento curativo da doença;
- Os pediatras devem avaliar e aliviar o sofrimento físico, psicológico e social de uma criança;
- Cuidado paliativo eficaz exige uma abordagem ampla e multidisciplinar que inclui a família e faz uso de recursos comunitários disponíveis, que devem ser oferecidos, mesmo que os recursos sejam limitados;
- Pode ser oferecido na UTIP, mas sempre que possível esta criança deve ser transferida para internação hospitalar pediátrica ou ao domicílio.

Os cuidados paliativos acabam por ser uma filosofia de cuidados com um sistema organizado e estruturado para o atendimento dos pacientes e das suas famílias. Inclui-se nos seus objetivos, além da melhora da qualidade de vida, a funcionalidade do paciente e o auxílio na tomada de decisões de final de vida. Pode ser aliado ao tratamento curativo, ocorrendo de forma simultânea, ou como o associado ao prolongamento da vida nas patologias sem perspectivas curativas, ou simplesmente como o principal foco de atenção nos momentos que antecedem a morte.

Condições em que o cuidado paliativo deve ser oferecido em UTIP[11]

- Condições nas quais o tratamento curativo é possível, mas pode falhar:
  - Câncer avançado ou em progressão com prognóstico reservado;
  - Cardiopatia congênita complexa e grave ou adquirida;
  - Septicemias graves com falências de múltiplos órgãos.

- Condições que requerem um tratamento intensivo de longo prazo que visa manter a qualidade de vida:
  - Infecção pelo HIV;
  - Fibrose cística;
  - Desordens gastrointestinais graves ou malformações como a gastroquise;

- Epidermólise bolhosa grave;
- Imunodeficiências graves;
- Insuficiência renal em casos onde a diálise, transplante ou ambos não estão disponíveis ou indicados;
- Insuficiência respiratória crônica e grave;
- Distrofia muscular.

- Condições progressivas onde o tratamento é exclusivamente paliativo após o diagnóstico:
  - Desordens metabólicas progressivas;
  - Anormalidades cromossômicas como a trissomia do 13 ou do 18;
  - Formas graves de osteogênese imperfecta.

- Condições que envolvem deficiência severa, não progressiva, que causam extrema vulnerabilidade e complicações de saúde:
  - Paralisia cerebral grave com infecções recorrentes ou com sintomas de difícil controle;
  - Prematuridade extrema;
  - Lesão cerebral por hipóxia ou anoxia
  - Holoprosencefalia e outras malformações graves de SNC.

Abordagem e planejamento de cuidados paliativos em pediatria

A morte em pediatria é um evento antinatural, emocionalmente difícil e inesperado para as famílias e sociedade. A ordem natural é que os idosos, os portadores de doenças crônicas debilitantes morram primeiro, sendo esta morte aceitável, diferentemente da morte da criança, pois esta é a ordem natural das coisas. A morte, muitas vezes não é aceita como um processo natural de uma doença, inevitável, o que pode levar a uma abordagem para o paciente inadequadamente agressiva.

Os profissionais da saúde quando frente a crianças com condições limitantes de vida devem reconhecer a necessidade destas para os cuidados paliativos, objetivando a avaliação das necessidades emocionais e espirituais da criança e da família, o que facilita o planejamento antecipado do cuidado. A identificação, e avaliação dos sintomas, entre eles a dor e o controle da dor destes faz parte deste cuidado, além do acompanhamento do luto da família, reconhecendo de uma forma precoce as indicações de acompanhamento com especialistas.

A abordagem e planejamento dos cuidados paliativos pediátricos incluem alguns itens:

- ASPECTOS FÍSICOS:
  - Identificação da dor e de outros sintomas
    - Plano de ação farmacológico e não farmacológico;
    - Medicações de resgate disponíveis;
    - Acompanhamento por equipe de paliativos se necessário.

- ASPECTOS PSICOSSOCIAIS:
  - Identificar os medos e preocupações da família;
  - Identificar os estilos de comunicação e enfrentamento da doença;
  - Discutir as experiências prévias com a morte, processo de morrer e outros acontecimentos traumáticos da vida;
  - Avaliar recursos para o apoio ao luto.
    - Abordagem dos medos e das preocupações da criança e da família de forma honesta;
    - Assegurar que a família e a criança não serão abandonadas e que a preocupação se estende aos irmãos;
    - Ajustar o plano de cuidados ao estilo da família com especial atenção à comunicação;
    - Comunicação de acordo com a faixa de desenvolvimento da criança;
    - Modificar o plano de cuidado com base nas experiências anteriores da criança;
    - Encaminhamento da criança e da família para profissionais de saúde mental, se necessário;
    - Fazer planos de seguimento da família após a morte da criança;
    - Garantir aos membros da família que estes não serão abandonados.

- ASPECTOS ESPIRITUAIS:
  - Quando necessário, realizar uma avaliação espiritual da criança e da sua família (esperanças, sonhos, valores, sentido da vida, papel das orações e rituais, crenças sobre a morte).
    - Encaminhar a criança e a família para um aconselhamento espiritual quando solicitado;
    - Oferecer ajuda para explicar a doença da criança ao assistente espiritual escolhido pela família com a permissão desta.

PLANEJAMENTO AVANÇADO:
  - Identificar os responsáveis (tomadores de decisão);

- Discutir a trajetória da doença;
- Identificar os objetivos dos cuidados paliativos;
- Discutir as questões relativas ao atendimento ou preocupações perto do fim da vida.
  - Incluir os responsáveis nas discussões de plano de final de vida;
  - Comunicar todas as informações pertinentes à tomada de decisão para toda a equipe assistencial;
  - Fornecer toda a informação necessária para a compreensão de um determinado assunto;
  - Estabelecer consenso sobre a trajetória da doença;
  - Identificar o efeito da doença sobre a capacidade funcional da criança e sobre a sua qualidade de vida;
  - Estabelecer se os objetivos são curativos para as intercorrências ou, principalmente de conforto;
  - Criar o plano de seguimento com as intervenções (por exemplo, não realizar entubação traqueal, ou não reanimar, se necessário), refletindo as escolhas específicas relacionadas com a mudança prevista no estado de saúde.
  - Fornecer orientação antecipada sobre as mudanças de caráter físico próximas à morte.

- ASPECTOS PRÁTICOS:
  - Estabelecer meios de comunicação e coordenação com a equipe de saúde;
  - Estabelecer preferencia da criança e da família para a localização dos cuidados;
  - Quando a alta for possível, realizar integração com a casa e ambiente escolar sempre que necessário;
  - Atenção às necessidades atuais e futuras relacionadas ao estado funcional da criança.
    - Assegurar a criança e aos familiares que os objetivos do atendimento e do cuidado podem ser realizados no ambiente preferido, evitando internações desnecessárias;
    - Criar e divulgar plano de cuidados para todos os ambientes relevantes responsáveis pelos cuidados, envolvendo o serviço social quando necessário.

Necessidades das famílias no final de vida de crianças

Além da dor causada pelo falecimento de seus filhos, os familiares têm referido uma série de dificuldades vivenciadas nas UTIP nos últimos momentos de vida de seus filhos[12,13], tais como:

- Informações imprecisas (ou ausentes) em relação à doença, prognóstico e opções terapêuticas a disposição de seu filho. Além disso, referem uma falta de coordenação na comunicação e informações prestadas, pois é frequente que cada médico tenha sua visão particular e explique de forma diferente o mesmo caso;
- Falta de uma rotina e horário regular para entrevistas com o médico assistente;
- Não há uma busca pelo consenso na tomada de decisões em relação ao tratamento do filho assim como um distanciamento, sem o devido e esperado envolvimento emocional e solidariedade por parte da equipe (*"Precisamos sentir que a equipe realmente se importa e que não se trata apenas de um trabalho"*);
- Desrespeito na preservação da integridade da relação da criança com pais, irmãos de demais familiares. Rotinas excessivamente rigorosas e imutáveis que desconsideram as necessidades mínimas da criança nessa situação de final de vida (p.ex.: proibir a visita de um irmão menor ou um amigo de colégio), entre outras;

No planejamento dos cuidados de final de vida em crianças com doença terminal deve-se considerar que a criança tem inúmeras diferenças em relação ao adulto nessa situação, tais como: a) apresentar doenças peculiares de cada faixa etária e, consequentemente, com necessidades específicas; b) a grande dependência afetiva e uma personalidade ainda imatura para enfrentar as consequências de uma doença grave, limitante e fatal; c) os mecanismos fisiológicos de compensação ainda em fase de desenvolvimento; d) a forma diversa de reagir à dor e ansiedade; e) as necessidades metabólicas e a farmacocinética específica de cada estágio de desenvolvimento, entre outras. Portanto, a utilização das mesmas diretivas de cuidados paliativos para adultos são inaplicáveis e tampouco atendem as necessidades pediátricas[14-16].

Tanto nos adultos quanto nas crianças, até pouco tempo atrás se entendia que o emprego de medidas paliativas somente era considerado nos momentos eminentes que antecediam a morte[1,2,7,16,17]. Dessa forma, o tratamento curativo e os cuidados paliativos situavam-se em polos opostos e excludentes. À medida que ganhamos conhecimento e familiaridade com o atendimento de crianças com dependência tecnológica, portadoras de doenças debilitantes e progressivas, assim como nos casos agudos, mas refratários à terapêutica, aprendemos que esses tratamentos são complementares e integrados[12-18]. Entretanto, mesmo em países desenvolvidos, os cuidados paliativos são solicitados tardiamente e para uma pequena parcela de candidatos. Em um estudo envolvendo crianças menores de um ano que vieram a falecer em UTIP e UTIN os cuidados paliativos foram solicitados e providos ao redor de 2,5 dias antes do óbito e para menos de 15% dos óbitos[16].

A Academia Americana de Pediatria, em conformidade com a OMS e com a Associação de Medicina Intensiva Brasileira, propõe que o modelo a ser aplicado em crianças e adultos, adote simultaneamente a administração de cuidados curativos e paliativos, com uma preocupação nos aspectos físicos, psíquicos e espirituais[8,12,14,15]. Esse modelo é apontado na figura 1B que consta na página 48 deste livro. Ressalta-se que os cuidados paliativos devem se estender além do momento óbito da criança. A família, nos dias e meses que se seguem ao óbito de seu filho, vai necessitar de um grande apoio. Pais relataram sentir-se acolhidos e reconfortados por terem a chance de retornar ao hospital e discutir com a equipe médica detalhes ainda obscuros relacionados à perda de seu filho[13,19-21].

Definições de intervenções médicas prioritárias no final de vida de crianças

No planejamento e instituição de cuidados paliativos pediátricos, algumas etapas fundamentais devem ser adequadamente ultrapassadas para que se obtenha o pleno sucesso (Figura 1), dentre as quais ressaltamos:

O entendimento da doença, o tratamento disponível e as possíveis limitações

Em última análise está sendo definida ou estimada a probabilidade de cura daquela doença naquela criança. Os diversos índices prognósticos existentes mostram-se sensíveis e específicos para serem aplicados em grupos de pacientes, mas com baixa acurácia quando aplicados em apenas um indivíduo[1,8,23,24]. O grau de reversibilidade de uma doença é baseado em dados objetivos (p.ex.: Tomografia computadorizada, exame anatomopatológico, etc.) e em aspectos subjetivos associados à experiência de cada equipe assistencial (resposta ao tratamento, estadiamento clínico, índices prognósticos e relatos de casos semelhantes na literatura). Desse conjunto de dados, estabelece-se um consenso dentro da equipe médica sobre a potencial reversibilidade (ou não) da doença daquele determinado doente. Evidentemente que quanto mais for o número de achados objetivos, mais rapidamente será alcançado o consenso[8,17,23,24].

O consenso sobre a irreversibilidade é, muitas vezes, um processo lento de ser atingido dentro da própria equipe médica. Informações antagônicas e perspectivas conflitantes por parte de membros da equipe médica em relação às possibilidades terapêuticas pode ser um fator desagregador e causador de muita ansiedade, que influenciará todo o longo caminho que virá posteriormente. Portanto, antes de obter-se o consenso na equipe médica, esse ambiente de incerteza não deveria ser estendido à família[8,17,23,24]. À medida que o consenso se estabelece dentro da equipe médica, a família é progressivamente envolvida no processo decisório, através de discussão franca, objetiva e serena. Independente do grau de instrução, os familiares desejam ser ouvidos, entenderem e participarem nas decisões relacionadas ao final de vida de seu filho. Entretanto, a família (a exemplo do que ocorreu com o grupo médico) necessita de tempo e provas concretas para convencer-se que o quadro é irreversível, não responsivo ao tratamento ou em fase terminal de doença. Para conduzir esse processo, a equipe médica deve manter um ambiente de confiança, respeito, solidariedade e propício para o entendimento. É o momento de escutar muito, responder de forma objetiva, direta e o mais simples possível aos questionamentos, evitando o jargão técnico e a imprecisão estatística que em nada contribui nesse momento. Deve-se ter bem claro que cada pessoa (ou família) tem o seu tempo de convencimento[8,12,17,23,24].

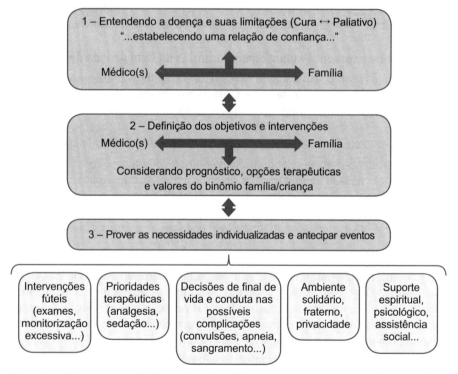

Figura 7.1: Representação ilustrativa das diversas etapas a serem ultrapassadas na definição de intervenções médicas necessárias em crianças com doença terminal e irreversível.

O conflito nessa hora é quase que a regra. Não surpreende que a raiva e a desolação sejam dirigidas ao portador da má notícia. Esse sentimento é transitório e fugaz, podendo prolongar-se no caso da equipe médica responder com agressividade ou distanciamento a uma possível mudança de comportamento por parte dos familiares[8,12,13,19-21,24]. Para vencer esse momento crucial e delicado, a equipe deve mostrar-se cordial e solidária, evitar responder a provocações, mantendo o foco da discussão sempre "na busca do melhor a ser feito para atender às necessidades daquela criança naquela situação". À medida que família percebe que esse é o objetivo e a motivação que move a equipe médica em relação ao atendimento de seu filho, o relacionamento muda progressivamente para um ambiente de confiança e cumplicidade[8,17,23,24].

É aceitável e previsível que ocorram avanços e retrocessos no entendimento por parte da família quanto à irreversibilidade da doença. A evolução é lenta, sendo necessário demonstrar inúmeras vezes através de exames ou provas clínicas que o estágio de doença é aquele. Enquanto não houver esse entendimento, não há como evoluir na discussão para o estágio de definição de prioridades de tratamento (curativas e paliativas)[8,17,23].

Definição dos objetivos e intervenções médicas

Obviamente, a família encontra-se desolada frente à irreversibilidade da doença e à morte eminente de seu filho. É evidente que necessitarão de muito apoio e ajuda na discussão da terapêutica (curativa e paliativa) a ser ofertado a partir dessa nova realidade[8,17-21,23]. Um erro frequente, é a decisão de limitação de suporte vital ser adotada de forma unilateral pela equipe médica, sem o envolvimento da família no processo decisório. Em nosso meio a participação dos familiares no processo decisório envolvendo pacientes adultos e pediátricos em fase final de vida oscila entre 8% e 50%[7-10].

Por outro lado, deve-se evitar cair no outro extremo quando da aplicação do princípio de respeito à autonomia. A imensa maioria das famílias deseja muito ser ouvida "ter direito a voz", mas de forma alguma pretende ter controle da situação e ser a responsável pela definição final em relação a cada medida terapêutica[12]. A habilidade da equipe médica em conduzir essa discussão pode representar a diferença entre a paz de espírito da família (por entender que o melhor a seu alcance foi ofertado nos últimos momentos de vida de seu filho) ou a culpa permanente (por sentir-se responsável pelo sofrimento e morte de seu ente querido)[8,17-21,23].

Cabe a equipe médica conduzir a discussão através de um diálogo franco em um clima de confiança, solidariedade e compreensão onde são apresentadas as vantagens e desvantagens de cada opção terapêutica[8,12,14,23,24]. É fundamental que a equipe médica escute e identifique valores e prioridades que aquela família possui e adota (consciente ou inconscientemente) para guiar e motivar suas decisões. De posse dessas informações poderá eleger e sugerir as opções terapêuticas mais apropriadas que atendam às necessidades daquele binômio família/criança. A partir desse momento, inicia-se a transição e complementação das intervenções curativas e os cuidados paliativos[6,8,19-21,23,25].

Prover as necessidades individualizadas e antecipar eventos

Levando em consideração o estágio da doença (evolução, possíveis complicações, prognóstico a curto e médio prazo) ajustada às expectativas e valores da família/criança, os cuidados paliativos são instituídos visando atender às seguintes prioridades:

Identificar e excluir intervenções fúteis. São aquelas intervenções que não contribuem no controle da doença e tampouco para a melhora na qualidade de vida do paciente[6,8,16,23-25]. Devem, portanto, ser julgadas caso a caso, tais como: Qual a necessidade de exames laboratoriais diários? Qual a justificativa para monitorização invasiva? Porque medir sinais vitais de hora em hora em prejuízo do sono? Inotrópicos e vasopressores são realmente necessários nesse momento? Qual o benefício da administração de uma ampla associação de antibióticos, antifúngicos e fatores estimuladores de leucócitos?

Prioridades terapêuticas. Definir as intervenções terapêuticas (curativas e paliativas) realmente apropriadas a cada caso. Em um determinado paciente pode ser prioritário indicar uma traqueostomia precoce para evitar o prolongamento do uso de tubo traqueal e necessidade de sedação excessiva. Não existe uma definição prévia de qual medida é eficaz ou fútil. Essa definição é feita de forma individualizada em cada caso, considerando todos os fatores relacionados à doença (estágio e o benefício daquela intervenção em termos de cura, retardo da evolução ou impacto na qualidade de vida) aliada às expectativas da família/criança.

À medida que "o cuidar" passa a ser a prioridade é evidente que a analgesia e a sedação ganham uma atenção especial[2,6,8,15,23-27]. Nos casos mais graves, a analgesia pode ser mantida com administração intermitente ou infusão contínua de opioides (morfina, fentanil) associada a analgésicos não opioides (dipirona, acetaminofen, ibuprofeno). Ao realizar alguma intervenção que promova dor (p.ex.: trocas de drenos/sondas, mudança de decúbito, aspiração traqueal) uma dose suplementar de outro analgésico de curta duração pode ser adicionado (p.ex.: cetamina). Algumas doenças em fase avançada (p.ex.: tumores com metástases ósseas), geram necessidades crescentes de analgesia. Do ponto de vista ético, moral e legal, não há como aceitar que o receio de efeitos colaterais impeça o uso de doses crescentes de opioides nessa situação[5,6,8,15,20,24,26].

Muitas vezes, em função do uso prolongado de opioides, mesmo crianças pequenas não obtêm sedação adequada (levando a deprivação de sono) ou ainda apresentam quadro de agitação psicomotora[6,8,26,27]. No sentido de obter sedação adequada pode-se utilizar sedativos leves (diazepínicos, hidrato de cloral, prometazina), antipsicóticos (haloperidol e/ou risperidona), ou ainda a infusão contínua de dexmedetomidina[27].

Decisões antecipadas de final de vida e possíveis intercorrências. Médicos com alguma experiência no atendimento de crianças gravemente doentes conseguem antever complicações ou manifestações da própria evolução do quadro. É um dever discutir previamente com a família a conduta a ser adotada nessas eventualidades, registrar esse plano terapêutico no prontuário, assim como, combinar com o médico de plantão o seu manejo em situações, tais como: a) ocorrência de crise convulsiva; b) piora do quadro respiratório e/ou apneia ou; c) sangramento digestivo etc.[6,8,23,25,28].

Por tratar-se de uma recomendação que consta no código de ética médica as diretivas de final de vida (ordem de não reanimar, não instituição de determinado tratamento) devem estar adequadamente registradas no prontuário[11]. Da mesma forma devem ser registradas no prontuário as medidas a serem adotadas em substituição a esses procedimentos [p.ex.: no caso de piora da dispneia, instalar ventilação não invasiva (com uma definição prévia em relação ao ajuste dos respectivos parâmetros) associados ao aumento na dose de opioides visando diminuir o desconforto e facilitar a ciclagem da ventilação não invasiva][5,6,8,11,23,26,29].

Mudanças no ambiente. É evidente que esse é um momento de muito estresse para a criança, família e toda equipe envolvida no atendimento. Manter essa família em um quarto com maior privacidade, com possibilidade de iluminação e ventilação natural, longe dos ruídos da UTIP e de seus equipamentos é uma prioridade[2,12,13,20,24,25,27]. Viabilizar a entrada de objetos valorizados pela criança (p.ex.: videogames, computador com internet, aparelho portátil de som), assim como estimular as visitas e a interação com os familiares mantendo-a fora da cama são medidas altamente valorizadas pelo binômio família/criança[6,14,20,25,27,30].

Envolvimento da multidisciplinar. Os cuidados paliativos baseiam-se na presença ativa de uma equipe multidisciplinar que será maior ou menor de acordo a cada local e situação[2,12,14,16,25]. Entretanto, além do(s) médico(s) e enfermeiro(s) que prestam atendimento à criança, é necessária a participação ativa de assistente social, serviço de apoio psicológico e/ou psiquiátrico, suporte espiritual, terapeuta ocupacional, educadora (musicoterapia, recreacionista), entre outros[2,12,14,16,19,30].

Com o passar do tempo, a equipe multidisciplinar torna-se parte da "grande família", portanto suas visitas de solidariedade e apoio à família/criança assumem enorme importância e são aguardadas com ansiedade. Cada um dos integrantes da equipe multidisciplinar deve ter a exata noção de que qualquer pequeno gesto nesse momento age como fonte de energia para essa família/criança e será eternamente lembrado. Por outro, o despreparo para dar más notícias, a dificuldade de lidar com a complexidade desse momento associada a deslizes de postura ou de comportamento pode adquirir uma relevância inimaginável, deixando marcas muitas vezes perenes nessa família [12,13,19-21,25].

A família fragilizada nesse momento de perda está ávida por solidariedade, respeito e conforto por parte de toda equipe da UTIP. Assim, qualquer pessoa que entrar naquele quarto (incluindo desde o pessoal da limpeza, nutrição, enfermeiros; médicos, laboratório, raios-X, etc.), deve apresentar uma postura que reflita solidariedade e respeito[12,14,15,19,30].

A criança enfrentando a doença em sua fase terminal. Aprendemos que adultos quando afetados por doenças graves, mostram-se carentes, inseguros e altamente dependentes de seus companheiros e familiares. A insegurança e dependência dos familiares é um fato característico da criança e, obviamente atinge níveis altíssimos nessa situação[27-30]. Por outro lado, a criança tem um modo todo peculiar de interagir com o seu meio. Ao invés de diálogo, interage manifestando-se através de gestos, jogos e atitudes. Assim, estando submetida a uma série de agressões (punções venosas/arteriais, drenos/sondas, submetida à ventilação mecânica) e ao mesmo tempo observando todos que a circundam com um ar circunspecto (inclusive seus pais), há um claro entendimento que "algo não vai bem" [6,15,20,25,27,30]. Dentro do universo infantil a criança passa a interagir cada vez menos, influindo inclusive na sua nutrição, torna-se passiva frente à dor (sofrendo cada vez mais para "não aparentar sentir dor"), não coopera com o tratamento e, muitas vezes, assume como sendo sua a culpa por "algo não ir bem". Esse ciclo vicioso deve ser evitado e modificado[6,11,15,20,23-25,27,30].

O ambiente deve ser o mais favorável e positivo possível. Os pais, familiares e toda equipe devem ser fontes de confiança, suporte espiritual e muita solidariedade. Temos testemunhado que crianças envolvidas em um ambiente favorável suportam e ultrapassam com coragem e dignidade as agruras dos últimos momentos de vida. Permitem-se interagir e ter um comportamento ativo até os últimos momentos[14,15,18,19,24,25,30].

A Academia Americana de Pediatria recomenda, sempre que possível, a inclusão dos pacientes na discussão[14]. Mas, o quê, quando e como discutir com uma criança a terminalidade de sua doença? Profissionais da área de saúde, pais e/ou responsáveis devem ter a sensibilidade suficiente para não causar dano ou maior estresse psicológico ao discutir esses aspectos com crianças portadoras de doenças limitantes de vida. Deve-se sempre levar em conta a idade e o nível de desenvolvimento cognitivo da criança e/ou adolescente. Evidentemente que cada novo tratamento a ser instituído deve ser explicado e "desmistificado" [14,15,20,25,27].

A comunicação com a criança tem toda uma complexidade em seu entendimento. Crianças e adolescente nem sempre manifestam sua curiosidade através de palavras, mas sim utilizando situações similares (histórias) ou "jogos". Ou seja, tanto os pais como a equipe médica devem ir "tateando o terreno", identificando (decodificando) os questionamentos e discuti-los a partir de alternativas mais simples, sempre levando em consideração o universo da infância. Evitam-se "explicações minuciosas" que são geradoras de maior ansiedade, medo e fantasias. As respostas devem ater-se aos limites manifestos pela criança[2,12,14,15,20,24,27].

Apoio à família após a morte de seu filho. Vários relatos da literatura demonstram a necessidade de apoio que essas famílias têm nesse momento que seu mundo ruiu[12-14,19,21]. Entre as principais vantagens destacam-se: a) sentir-se valorizados e confortados ao rediscutir a morte de seus filhos com os médicos que os haviam atendido; b) essa nova entrevista permite um melhor entendimento e auxilia na elaboração do luto; e, c) entendem essa iniciativa como uma demonstração de que o "melhor foi feito por seu filho".

Após o óbito uma atenção especial deve ser dada também a própria equipe assistencial. Após alguns dias, é recomendável realizar uma reunião permitindo que todos expressem seus sentimentos e sua crítica em relação aos cuidados e tratamento oferecido naquela situação. Esse encontro serve para auxiliar a elaboração do luto, assim como permitir ajustes e implementações nos cuidados paliativos. Havendo comissão de Bioética e/ou de Cuidados paliativos no Hospital, é altamente recomendável que coordenem e participem ativamente nessa reunião de reavaliação[16,18,21].

Alguns estudos têm demonstrado que médicos jovens e residentes referem um grande benefício após essas reuniões[32].

Conclusão

Apesar de todo avanço na medicina atual, o nosso compromisso continua sendo com o melhor interesse do paciente, mesmo naquelas situações irreversíveis, em que a cura não pode mais ser alcançada. A sociedade espera que pediatras e intensivistas pediátricos usando de seu conhecimento, liderança e respeitabilidade incorporem estratégias de cuidados paliativos para atender pacientes gravemente doentes aliviando seu sofrimento, respeitando sua dignidade e atendendo suas necessidades dentro dos melhores parâmetros científicos e éticos. Para atingir esta meta será necessário um novo olhar sobre as crianças portadoras de doenças terminais que esperam de nós um final de vida digno e sem dor[32].

Referências

1. Piva J, Schnitzler E, Garcia PC, Branco R. The burden of paediatric intensive care: a south american perspective. Paediatr Resp Reviews 2005; 6: 160-5.
2. Carter B, Howesnstein M, Gilmer MJ, Throop P, France D, Whitlock JA. Circumstances surrounding death of hospitalized children: opportunities for pediatric palliative care. Pediatrics 2004; 114: e361-e366.
3. Traiber C, Piva J, Fritsher C, Garcia PC, Lago P, Trotta E et al. Profile and consequences of children requiring prolonged MV in three Brazilian PICU. Pediatr Crit Care Med 2009; 10; 273-380.
4. Devictor D, Nguyen D. Forgoing life-sustaining treatments in children: a comparison between northern and southern European pediatric intensive care units. *Pediatr Crit Care Med* 2004; 5:211-5.
5. Zawistowski C, DeVita M. A descriptive study of children dying in the pediatric intensive care unit after withdrawal of life sustaining treatment. *Pediatr Crit Care Med* 2004; 5:216-22.
6. Truog RD, Meyer E, Burns JP. Toward interventions to improve end-of-life care in the pediatric intensive care unit. Crit Care Med 2006;34:S373-9.
7. Kipper D, Piva J, Garcia PC, Einloft PR, Bruno F, Lago P et al. Evolution of the medical practices and modes of death on pediatric intensive care in southern Brazil. *Pediatr Crit Care* 2005; 6: 258-63.
8. Lago PM, Devictor D, Piva JP, Bergounioux J. End of life care in children: the Brazilian and the international perspectives. *J Pediatr* (Rio J) 2007; 83:S109-16.

9. Piva J, Lago P, Othero J, Garcia PC, Fiori R, Fiori H, et al. Evaluating end of life practices in ten Brazilian paediatric and adult intensive care units. *J Med Ethics* 2010; 36: 344-348.
10. Lago PM, Piva JP, Garcia PC, Troster E, Bousso, Sarno O, et al. End-of-life practices in seven Brazilian pediatric intensive care units. *Pediatr Crit Care Med* 2008; 9:26-31.
11. Piva JP, Lago PM, Barbosa S. Cuidados paliativos em UTIP. Protiped Ciclo 3/módulo 1 2011; 130-140.
12. Meyer E, Ritholz M, Burns J, Truog R. Improving quality of end-of-life care in the Pediatric Intensive Care Unit: parent´s priorities and recommendations. Pediatrics 2006; 117: 649-657.
13. Abib G, Piva J. Percepção dos pais em relação à morte de seus filhos em unidade de terapia intensiva pediátrica [Dissertação]. Porto Alegre (Brasil): PPG em Pediatria PUCRS; 2010.
14. AAP – Committee on Bioethics and Committe on Hospiptal Care. Palliative Care for Children. Pediatrics 2000; 106: 351-357.
15. Kang T, Hoehn KS, Licht D, Mayer OH, Santucci G, Carroll JM. Pediatric Palliative, End-of-Life, and Bereavement Care. Pediatr Clin N Am 2005; 52: 1029– 1046.
16. Pierucci R, Kirby R, Leuthner S. End of life care for neonates and infants: The experience and effects of a palliative care consultanting service. Pediatrics 2001; 108: 653-660.
17. Piva JP, Carvalho PR. Considerações éticas nos cuidados médicos do paciente terminal. Bioética 1993; 1:139-144.
18. World Health Organization. WHO definition of palliative care. Available at: http://www.who.int/cancer/palliative/definition/en/. Acesso em 18/07/2010.
19. Nelson J, Puntillo KA, Pronovost PJ, Walker AS, McAdam JL, Ilaoa D, et al. In their own words: Patients and families define high-quality palliative care in the intensive care unit. Crit Care Med 2010; 38:808–818.
20. Meyer E, Burns J, Griffith J, Truog R. Parental perspectives on end-of-life care in the pediatric intensive care unit. Crit Care Med 2002; 30:226 –231.
21. Meert K, Eggly S, Pollack M, Anand KJ, Zimmerman J, Carcillo J, et al. Parents' Perspectives Regarding a Physician-Parent Conference after Their Child's Death in the Pediatric Intensive Care Unit. J Pediatr 2007;151:50-5.
22. Soares M, Terzi RG, Piva JP. End-of-life care in Brazil. Intensive Care Med. 2007; 33: 1014-7.
23. Moritz RD, Lago P, Deicas A, Nilson C, Othero J, Piva J et al. 1st Forum of the Southern Cone End-of-Life Study Group: Proposal for care of patients, bearers of terminal disease staying in the ICU. Rev Bras Ter Intensiva. 2009; 21: 306-309.
24. Devictor D, Latour JM, Tissie P. Forgoing Life-Sustaining or Death-Prolonging Therapy in the Pediatric ICU. Pediatr Clin N Am 2008: 55; 791–804.
25. Lago P, Garros D, Piva J. Terminalidade e condutas de final de vida em unidades de terapia intensiva pediátrica. *Rev. bras. ter. intensiva*, Set 2007, vol.19, no.3, p.359-363.
26. Hewitt M, Goldman A, Collins GS, Childs M. Opioid Use in Palliative Care of Children and Young People with Cancer. J Pediatr 2008; 152: 39-44.
27. Kersun L, Shemesh E. Depression and Anxiety in Children at the End of Life. Pediatr Clin N Am 2007; 54: 691–708.
28. Wusthoff CJ, Shellhaas R, Licht DJ. Management of Common Neurologic Symptoms in Pediatric Palliative Care:Seizures, Agitation, and Spasticity. Pediatr Clin N Am 2007; 54: 709–733.
29. Munson D.Withdrawal of Mechanical Ventilation in Pediatric and Neonatal Intensive Care Units. Pediatr Clin N Am 2007; 54: 773–785.
30. McSherry M, Kehoe K, Carroll JM, Kang TI, Rourke MT. Psychosocial and Spiritual Needs of Children Living with a Life-Limiting Illness. Pediatr Clin N Am 2007; 54: 609–629.
31. Hough CL, Hudson LD, Salud A, Lahey, Randall C. Death Rounds: end-of-life discussions among medical residents in the intensive care unit. Journal of Critical Care 2005; 20: 20–25.
32. Lago P, Piva JP. Pediatric Palliative care in Brazil, in Pediatric Palliative Care: global perpectives, Knapp C, Springer 2011; 417-430.

Capítulo 8

Cuidado Paliativo na UTI Neonatal

■ Jussara de Lima e Souza

Introdução

Os avanços tecnológicos têm permitido o aumento nas taxas de sobrevivência de recém-nascidos criticamente doentes. As unidades de terapia intensiva (UTI) são ambientes onde os profissionais trabalham para evitar a morte destes recém-nascidos, mas este objetivo nem sempre será alcançado. No entanto, se por um lado os cuidados intensivos a estes pacientes têm aumentado a sobrevida, por outro lado não tem diminuído a incidência de sequelas graves, bem como as deficiências físicas e mentais, além de dificultar o morrer[1,2].

É necessário que a equipe esteja vigilante para que o tratamento respeite os princípios bioéticos da beneficência, justiça e autonomia, de forma a proporcionar o melhor tratamento em "benefício do paciente". Neste sentido têm sido cada vez mais prementes discussões éticas sobre tratamentos de pacientes com doenças ameaçadoras da vida, cuidados em final de vida e limitação de tratamento.

Definição de cuidados paliativos pediátricos

Segundo a OMS, **Cuidados Paliativos para Crianças** é o cuidado ativo total do corpo, mente e espírito da criança, e envolve também dar apoio à família. Ele começa quando a doença é diagnosticada, e continua independentemente de haver ou não tratamento dirigido à doença. Os profissionais de saúde devem avaliar e aliviar o sofrimento físico, psicológico e social da criança[3]. Segundo este conceito, os cuidados, curativo e paliativo, não são excludentes e incompatíveis, mas complementares (Figura 8.1).

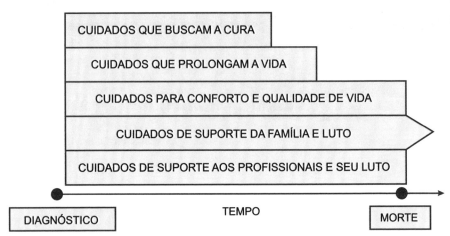

Figura 8.1: Modelo conceitual de cuidados - Componentes complementares e concomitantes de cuidados.

Fonte: modificado de Feudtner C. Collaborative communication in pediatric palliative care: A foundation for problem-solving and decision-making. Pediatr Clin North Am. 2007; 54:583-607.

Princípios norteadores do tratamento paliativo na UTI neonatal[4]

- Cuidados básicos de enfermagem.
- Aquecimento da forma que melhor proporcionar a possibilidade de alta hospitalar.
- Alimentação enteral, quando possível. Se a condição clínica da criança permitir, por via oral. Mas, em alguns casos pode estar indicada a alimentação por sonda gástrica ou gastrostomia.
- Hidratação endovenosa - soro de manutenção (via umbilical ou venóclise periférica), quando não for possível a alimentação enteral.
- Manter suporte respiratório já iniciado.
- Tratamento sintomático diante de desconforto aparente, de acordo com a necessidade.
- Analgesia: Para avaliação da necessidade de tratamento da dor e eficácia do tratamento instituído, é necessária a utilização sistemática das escalas de avaliação de dor, NIPS (Tabela 8.1) e PIPP (Tabela 8.2)[5-8]
- Sedação: Para controle de sintomas que não respondem a outros tratamentos sintomáticos, como dispneia em pacientes com hipoplasia pulmonar.
- Antibioticoterapia
- Anticonvulsivantes

CUIDADO PALIATIVO NA UTI NEONATAL

Tabela 8.1: Escala de dor NIPS (Neonatal Infant Pain Score)

Expressão facial	Relaxada	0
	Contraída	1
Choro	Ausente	0
	Fraco (resmungos)	1
	Vigoroso	2
Respiração	Normal	0
	Alterada, irregular	1
Braços	Relaxados ou imobilizados	0
	Fletidos ou Estendidos	1
Pernas	Relaxadas ou imobilizadas	0
	Fletidas ou Estendidas	1

Considerar presença de dor quando os pontos da escala somarem 4 ou mais.

Tabela 8.2: Escala de dor PIPP (Premature Infant Pain Profile)

		Pontos
Idade Gestacional	≥36 semanas	0
	32 a 35 semanas e 6 dias	1
	28 a 31 semanas e 6 dias	2
	< 28 semanas	3
Estado de alerta observado por 15 segundos antes do procedimento	Acordado e ativo, olhos abertos e com movimentos faciais	0
	Acordado mas quieto, olhos aberto e sem movimentos faciais	1
	Dormindo e ativo, olhos fechados e com movimentos faciais	2
	Dormindo mas quieto, olhos fechados e sem movimentos faciais	3
Aumento da FC após o procedimento	Aumento de 0 a 4bpm	0
	Aumento de 5 a 14bpm	1
	Aumento de 15 a 24bpm	2
	Aumento de > 25bpm	3
Queda na saturimetria após o procedimento	Queda de 0 a 2,4%	0
	Queda de 2,5 a 4,9%	1
	Queda de 5,0 a 7,4%	2
	Queda de 7,5% ou mais	3

pontos	0	1	2	3
Testa franzida	Ausente	Mínimo	Moderado	Máximo
Olhos espremidos	Ausente	Mínimo	Moderado	Máximo
Sulco nasolabial	Ausente	Mínimo	Moderado	Máximo

Define-se a alteração comportamental pesquisada como: ausente se ocorrer de 0% a 9% do tempo de observação; mínimo, de 10% a 39% do tempo; moderado, de 40% a 69% e máximo com mais de 70% do tempo de observação. Escores acima de 6 mostram dor leve e acima de 12 apontam a presença de dor moderada ou intensa.

Limitação de tratamento

Muito se tem discutido sobre a futilidade de alguns procedimentos e a necessidade de criação de parâmetros adequados para a limitação dos tratamentos de sustentação de vida.

Com o aumento das taxas de prematuridade e dos diagnósticos pré-natais de condições que limitam a vida, é preciso que se esteja atendo às discussões de limitação de tratamento intensivo e a adoção dos cuidados paliativos plenos[1].

Tomada de decisão

O processo deve ser dividido em 3 estágios[11]:

A decisão médica

Deliberações que precedem uma possível decisão para limitar o tratamento devem envolver os profissionais de saúde.

Recomenda-se que este abordagem colegiada seja organizada em dois níveis[1]:

- O médico responsável pelo paciente deve iniciar e formalizar o diálogo com a equipe, em uma reunião em que cada membro possa expressar seus pontos de vista. No caso de discordância, devem ser reconsiderados os pontos de divergência.

- O médico responsável deve também discutir sua opinião com pelo menos outro médico consultor, com quem ele não tenha vínculo hierárquico.

Deliberação

É fundamental o respeito ao direito de autonomia do paciente que, no caso de neonatos, é delegado aos pais, embora alguns levantamentos considerem que permanece obscuro se a decisão dos pais é baseada em seus próprios desejos ou no melhor interesse da criança[12].

Na abordagem com os pais, a informação deve ser coerente entre todos os envolvidos.

Implementação da decisão

Também com envolvimento dos pais.

Algumas condições podem oferecer barreiras para um processo adequado: as expectativas e esperanças dos pais, o reconhecimento e/ou aceitação da morte por parte dos profissionais, falta de educação em Cuidados Paliativos entre profissionais e familiares, falta de consistência nas práticas da UTI Neonatal (UTIN), crenças dos profissionais e "esperança em milagres". A partir destas constatações, algumas atitudes podem ser tomadas no sentido de melhorar a tomada de decisão: maior educação de profissionais e familiares sobre o processo do Cuidado Paliativo (CP), melhoria no suporte aos profissionais, melhora na comunicação na UTIN, adoção de um protocolo de CP e envolvimento do Comitê de Ética. Quanto à esperança dos pais, a equipe pode trabalhar na sua reformulação, passando da esperança de cura para a esperança de que a criança e família terão seu sofrimento aliviado[13].

O Comitê do Feto e Recém-Nascido da Academia Americana de Pediatria recomenda que o tratamento de suporte de vida seja considerado inapropriado quando a condição da criança é incompatível com a vida ou quando o tratamento é julgado ser prejudicial ou fútil[14].

Os elementos da deliberação (opinião dos pais, resultado de diálogos com equipe e consultoria médica externa), os termos da decisão e as razões nas quais foram baseadas devem ser documentados no prontuário médico[11].

Papel dos pais no processo

Os profissionais têm a obrigação moral de respeitar a autonomia dos pais e permitir que eles exerçam seu papel.

Para que os pais sejam capazes de contribuir para a tomada de decisão é necessário que os profissionais estejam atentos às suas expectativas e desejos e que forneçam informações baseadas em estudos de morbimortalidade e estatísticas de seguimento[1].

Os pais devem ser envolvidos na deliberação e, junto com a equipe, devem determinar o melhor interesse de sua criança, construindo um projeto de vida e de final de vida para ela.

As visões dos pais podem variar amplamente a partir de experiências gestacionais anteriores: mães com filhos anteriores saudáveis podem considerar o risco de deficiência após a reanimação de uma criança de 24 semanas, diferentemente de uma mãe com múltiplas perdas[1].

Etnia e religião também influenciam a aceitação de retirada do tratamento intensivo. No Reino Unido, a aceitação é mais provável quando os pais são brancos, afro-caribenhos ou indianos, mais do que entre os africanos e judeus.

Assim como os judeus, os muçulmanos também consideram a retirada de tratamento inaceitável[1].

Em situações de conflito, quando os pais insistem em intervenções que os profissionais consideram inadequadas, a equipe deve[15]:

- identificar para a família os danos corporais e sofrimento infligidos ao paciente;
- promover suporte emocional intenso;
- manter um bom relacionamento com a família a despeito da discordância de opiniões.

Critérios para a limitação de tratamento

Foram feitos alguns levantamentos para avaliar a limitação de suporte de vida em recém-nascidos. O EPICure mostrou que o cuidado intensivo foi ativamente retirado em 55% dos prematuros que morreram no Reino Unido; no Epipage, na França, foram 45% e em avaliação feita na Holanda foram 55%[1].

Nos EUA, uma análise constatou que profissionais da área da saúde são mais propensos a aceitar a limitação de tratamento frente a alguns diagnósticos como trissomias, anencefalia, prematuridade extrema (23 a 24 semanas), hipoplasia de ventrículo, hipoplasia pulmonar, hemorragia de sistema nervoso central grau IV, desordens genéticas e falência múltipla de órgãos. Ou seja, quando crianças criticamente doentes têm condições de limite de vida ou os esforços curativos não são mais eficazes, estes profissionais têm a compreensão de que é mais adequado proporcionar apenas tratamentos para conforto e alívio de sintomas[13].

Levantamento realizado na Suíça mostrou que os neonatos foram considerados em processo de morte irreversível, principalmente nos casos de falência múltipla de órgãos ou quando apresentavam lesões cerebrais severas (principalmente hemorragia parenquimatosa), com prognóstico sombrio do desenvolvimento neurológico e futuras capacidades relacionais. Neste estudo observou-se que a suspensão do tratamento de suporte de vida foi mais frequente do que não iniciá-lo (com exceção dos pacientes malformados)[16].

Na Espanha observou-se que os óbitos neonatais eram precedidos de decisão de limitação de tratamento em 51,8% dos casos e os critérios predominantes foram: mal prognóstico do ponto de vista de sobrevivência e qualidade de vida (atual e futura), malformações congênitas, patologias neurológicas secundárias a asfixia perinatal e hemorragia intracraniana e/ou leucomalácia periventricular. Não se iniciou o tratamento em 24,2% dos casos e retirou-se o suporte vital em 27,6%; sendo a ventilação mecânica o suporte mais frequentemente retirado[17].

Qualidade de vida

Muitas das discussões de limitação de tratamento consideram o critério de qualidade de vida (QV). A maioria dos levantamentos concorda que a QV futura desempenha um papel na decisão de tratar.

É importante salientar que a qualidade de vida do neonato é significativamente afetada pela habilidade dos pais em prover um ambiente dentro do qual ele possa desenvolver seu potencial.

O Comitê de Ética da Academia Americana de Pediatria tentou esclarecer o significado da expressão QV, definindo duas regras para a sua avaliação [18]:

- Deve ser baseada na experiência do ponto de vista do paciente e não dos outros;
- Não deve levar em conta o valor social desta vida.

O Conselho de Bioética de Nuffield (Londres) também sugeriu critérios úteis para julgar a QV previsível[11]:

- Será a criança capaz de sobreviver fora do hospital?
- Será a criança capaz de estabelecer relações com outros?
- Será capaz de ter prazer? Também se considerou pobre a QV em condições de sofrimento e perspectiva de incapacidade de comunicação verbal e não verbal[19], em complicações neurológicas em longo prazo, ou na impossibilidade de autoconsciência, capacidade de relacionamento e de obter algum prazer da existência[12].

Pacientes elegíveis

Algumas diretrizes consideram a limitação do tratamento adequada, seja por não iniciar ou por retirar o suporte de vida, nas seguintes situações[1, 11]:

- Estado vegetativo permanente – quando existe lesão cerebral profunda. Ex. asfixia neonatal grave;

- Situações "sem chance" –quando a criança apresenta uma doença tão grave que o tratamento não promove alívio do sofrimento, mas apenas retarda a morte. Ex. anencefalia;

- Situações "sem propósito" –quando a sobrevida da criança implica em deficiência física ou mental tão grave que seria irracional fazê-la suportar esta situação. Ex. prematuridade extrema (≤23 semanas);

- Situações "insuportáveis" – quando a família sente que, em face da doença progressiva e irreversível, tratamentos adicionais não são mais suportados. Ex. síndrome de Zelwegger;

Malformação

Quando consideramos os pacientes malformados, podemos dividi-los em

6 grupos e a tomada de decisão deve ser adaptada a cada um destes grupos[20]:
- Aqueles que têm o potencial de recuperação total;
- Aqueles com anomalias que permitiriam uma vida quase normal;
- Aqueles com malformações que exigem supervisão permanente e/ou cuidados médicos;
- Aqueles com defeitos físicos e desenvolvimento mental subnormal;
- Aqueles com sérios defeitos físicos e retardo no desenvolvimento mental grave,
- Aqueles com anomalias que são incompatíveis com a vida.

Na figura 8.2, encontram-se alguns defeitos estruturais incompatíveis com a vida.

Hidranencefalia
Anencefalia
Holoprosencefalia
Trissomia do 13
Trissomia do 18
Triploidia
Agenesia renal bilateral
Sirenomelia
Nanismo com membros curtos
    Acondrogêneses tipo 1a e 1b
    Acondrogênese
    Hipocondrogênese tipo II
    Fibrocondrogênese
Atelosteogênese
Síndrome de polidactilia com costela curta, tipo Saldinonooam
Displasia tanatofórica
Osteogênese imperfeita tipo II
    Síndromes "complexas"
    Síndrome do pterígio múltiplo letal
    Síndrome de Neu-Laxova
    Síndrome de Meckel-Gruber

Figura 8.2: Defeitos estruturais específicos, incompatíveis com a vida
Fonte: modificado de Godsmith JP, Harley GG, McGetting MC – Decisões éticas na sala de parto. In: Freed GE, Hageman JR – Clinicas de Perinatologia, 3:497-515,1996.

Prematuridade extrema

A tecnologia tem aumentado a sobrevida de recém-nascidos cada vez mais prematuros, mas em algumas condições esta sobrevida ocorre com um aumento das sequelas.

A Associação Mundial de Medicina Perinatal considera que, no caso de nascimentos no limite da viabilidade, tratamentos de suporte de vida não devam ser iniciados ou continuados se o médico não pode esperar a prevenção da morte iminente ou minimização de morbidade e maximização do estado funcional[11].

A Associação Britânica de Medicina Perinatal criou um guia para orientação das decisões médicas no manejo de crianças com menos de 26 semanas[1,22]:

- < 23sem – normalmente não reanimar;
- 23 a 24sem – avaliar o desejo dos pais;
- 24 a 25sem – reanimar e reavaliar;
- >25sem – reanimar e encaminhar para cuidado intensivo.

O Comitê Nacional de Ética Italiano considera que o recém-nascido tem direito a cuidados como qualquer outro cidadão quando ele tem a possibilidade de vida autônoma definida como "a possibilidade de sobreviver fora do corpo de sua mãe"[12].

Algumas discussões bioéticas sobre viabilidade baseiam-se no aparecimento da consciência. A consciência pode aparecer bem antes do desenvolvimento completo do córtex, mas recém-nascidos abaixo de 23 semanas, bebês anencefálicos e alguns com graves danos cerebrais são menos propensos a ser conscientes[23].

Cuidados com os familiares após a perda

Os pais continuam necessitando de cuidados após o óbito, seja quanto às orientações (ex. funeral, registro) ou quanto às recordações (fotos e caixas de memórias)[4].

Levantamentos da opinião dos pais têm enfatizado a importância de um encontro para discutir a morte com o neonatologista. Isto usualmente ocorre algumas semanas ou meses mais tarde[4]. No caso de realização de necropsias, os resultados podem ser informados neste momento. Nestas reuniões os pais podem querer abordar as implicações para futuras gestações[1].

Referências

1. Warrick C, Perera L, Murdoch E, Nicholl RM. Guidance for withdrawal and withholding of intensive care as part of neonatal end-of-life care. Br Med Bull. 2011; 98:99-113.
2. Feudtner C. Collaborative communication in pediatric palliative care: A foundation for problem-solving and decision-making. Pediatr Clin North Am. 2007; 54:583-607.
3. WHO Definition of Palliative Care for Children. [acesso em 29 Mai 2012]. Disponível em: http://www.who.int/cancer/palliative/definition/en/

4. Marba STM, Costa SMM, Souza JL, Bianchi MO. [Cuidado Paliativo em Neonatologia]. In: Marba STM, Mezzacappa Filho F. Manual de Neonatologia Unicamp. 2º Ed. Rio de Janeiro: Revinter. 2009. Pag 425-429.
5. Stevens B, Johnston C, Petryshen P, Taddio A. Premature Infant Pain Profile: development and initial validation. Clin J Pain. 1996 Mar;12(1):13-22.
6. Lawrence J, Alcock D, McGrath P, Kay J, MacMurray SB, Dulberg C. The development of a tool to assess neonatal pain.Neonatal Netw. 1993 Sep;12(6):59-66.
7. Guinsburg R, Balda Rde C, Berenguel RC, de Almeida MF, Tonelloto J, dos Santos AM, Kopelman BI. [Behavioral pain scales assessment in neonates]. J Pediatr (Rio J). 1997 Nov-Dec;73(6):411-8.
8. Grunau RVE, Craig KD. Pain expression in neonates: facial action and cry. Pain 1987; 28:395-410.
9. Viana DL, Dupas G, Pedreira MLG. [A Avaliação da dor da criança pelas enfermeiras na Unidade de Terapia Intensiva]. Pediatria (São Paulo). 2006; 28(4):251-261.
10. Silva YP, Gomez RS, Máximo TA, Silva ACS. [Avaliação da Dor em Neonatologia]. Rev Bras Anestesiol. 2007; 57:565-574
11. Dageville C, Bétrémieux P, Gold F, Simeoni U. The French Society of Neonatology's proposals for neonatal end-of-life decision-making. Neonatology. 2011;100(2):206-14.
12. Bellieni CV, Buonocore G. Flaws in the assessment of the best interest of the newborn. Acta Paediatr 2009; 613-617
13. Catlin A. Transition from curative efforts to purely palliative care for neonates. Adv Neonatal Care. 2011;11(3):216-22.
14. American Academy of Pediatrics Committee on Fetus and Newborn: Noninitation or withdrawal of intensive care for high-risk newborns. Pediatrics 2007; 119:401-403.
15. Workman S, McKeever P, Harvey W, Singer PA. Intensive care nurses' and physicians' experiences with demands for treatment: some implications for clinical practice. J Crit Care. 2003 Mar;18(1):17-21.
16. Berner ME, Rimensberger PC, Hüppi PS, Pfister RE. National ethical directives and practical aspects of forgoing life-sustaining treatment in newborn infants in a Swiss intensive care unit. Swiss Med Wkly. 2006; 136(37-38):597-602.
17. Grupo de Trabajo de la Sociedad Española de Neonatología sobre Limitación del Esfuerzo Terapéutico y Cuidados Paliativos en recién nacidos. [Decisiones de limitación del esfuerzo terapéutico en recién nacidos críticos: studio multicêntrico]. An Esp Pediatr. 2002 Dec;57(6):547-553.
18. American Academy of Pediatrics Committee on Bioethics: Guidelines on forgoing life-sustaining medical treatment. Pediatrics 1994; 93:532-536.
19. Verhagen AAE, Mark JD, van der Hoeven AH, van Meerveld RC, Sauer PJJ. Physician Medical Decision-making at the End of Life in Newborns: Insight into Implementation at 2 Dutch Centers. Pediatrics 2007; 120(1): e20-e28.
20. Pinter AB. End-of-life decision before and after birth: changing ethical considerations. J Pediatr Surg 2008;43:430-436
21. Godsmith JP, Harley GG, McGetting MC – [Decisões éticas na sala de parto]. In: Freed GE, Hageman JR – Clinicas de Perinatologia, 3:497-515,1996
22. Kaempf JW, Tomlinson MW, Campbell B, Ferguson L, Stewart VT. Counseling pregnant women who may deliver extremely premature infants: medical care guidelines, family choices, and neonatal outcomes. Pediatrics. 2009 Jun;123(6):1509-1515.
23. Lagerkrantz H. The emergence of the mind: a borderline of human viability? Acta Paediatr 2007;96:327-328.

Capítulo 9

Cuidado Paliativo na UTI: Abordagem da Fisioterapia

■ Juliana El Hage Meyer de Barros Gulini

Introdução

Os Cuidados Paliativos (CP) devem integrar todos os setores de cuidados em saúde: emergências, UTI, enfermarias, internações domiciliares (homecare) e instituições asilares (hospices). Em cada um desses ambientes, o fisioterapeuta atua de forma multi e interdisciplinar diante das necessidades do paciente sob CP[1]. Esse profissional enfrenta o desafio do emprego da reabilitação nos diferentes cenários, onde o paciente poderá precisar de cuidados específicos e diferenciados para a melhora da qualidade de vida a curto, médio ou longo prazo.

A literatura sobre a atuação fisioterapêutica em CP ainda é escassa, abrangendo quase que exclusivamente o tratamento de pacientes com doenças neoplásicas. Dessa forma, este capítulo tem o objetivo de formular uma visão fisioterapêutica no tratamento dos pacientes críticos com doença terminal, secundária a diversos diagnósticos clínicos, quer estejam internados na UTI ou após a alta dessa unidade.

O foco de atuação do fisioterapeuta pode ser dividido de acordo com a funcionalidade do paciente. Em casos de dependência total, como ocorre nos pacientes críticos, o enfoque deve ser o posicionamento e orientação às mudanças de decúbito, transferências e mobilização global, visando à prevenção de deformidades e de complicações respiratórias ou cardiovasculares. Quando o paciente apresenta maior independência, preconiza-se o estímulo ao autocuidado com atividades de vida diária e adequação do ambiente favorecendo a funcionalidade[2]. Com a progressão da doença, os pacientes sob cuidados paliativos, apresentam níveis elevados de perda funcional, dependência para as atividades de vida diária e dificuldades de mobilidade. No ambiente hospitalar, 35% dos pacientes com câncer experimenta perda funcional devido à fraqueza física, 32% necessita de assistência com o desempenho nas atividades diárias, 23% apresenta dificuldade de deambulação e 7% refere déficits para mudanças de postura[3].

Além da busca pela reabilitação possível, o enfoque paliativista do fisioterapeuta engloba necessariamente a avaliação e o controle dos sintomas, dos quais destaca-se a dor, a dispneia, a tosse, a hipersecreção de vias aéreas e a fadiga.

Controle da dor

Sem sombra de dúvida, a prevenção e o tratamento da dor devem ser incorporados como rotinas dos cuidados intensivos[4]. Em pacientes com doenças avançadas, fora de possibilidade terapêutica de cura, a prevalência dos sintomas dolorosos é alta, podendo chegar a 90% em pacientes com doença neoplásica. Naqueles com síndrome da imunodeficiência adquirida a dor está presente na fase final da vida em mais de 50% dos casos. Em doentes com cardiopatias ou doenças pulmonares avançadas, a presença da dor é muitas vezes negligenciada. Nas doenças neurológicas como demência e acidente vascular cerebral, a dor de causa musculoesquelética é a mais comum, sendo raramente paliada[5].

Dentre as intervenções fisioterapêuticas para a dor, a eletroterapia traz resultados rápidos, no entanto o alívio é variável entre os pacientes. *Estimulação Elétrica Nervosa Transcutânea* (TENS) é um recurso terapêutico analgésico que envolve a estimulação elétrica dos nervos através da utilização de eletrodos aplicados sobre a pele, que inibem os estímulos dolorosos. Quando em funcionamento, a TENS produz parestesia na área dolorosa, sendo útil no tratamento da dor musculoesquelética de leve a moderada, e ineficaz contra a dor visceral. Esse método é contraindicado em pacientes com marca-passo cardíaco. Pode reduzir a necessidade de administração de analgésicos sistêmicos e tem as vantagens de ser barato, fácil de usar e relativamente livre de complicações[6]. Nos ambientes de UTI há falta de respaldo científico a respeito da utilização da TENS[7].

A termoterapia alivia a dor como um contrairritante e por efeito direto sobre os tecidos tratados. A sensação de calor age para reduzir a transmissão de sinais dolorosos, e seus efeitos locais incluem relaxamento muscular, aumento do fluxo sanguíneo e complacência tecidual. Esta terapia é particularmente benéfica no tratamento de espasmos musculares, da dor miofascial e do desconforto musculoesquelético, em geral associado à imobilidade e debilidade. Quando utilizada para o aquecimento de tecidos superficiais é conseguida com compressas quentes, bolsas de água quente, almofadas elétricas de aquecimento ou lâmpadas de calor radiante. O aquecimento de tecidos mais profundos pode ser conseguido por meio do ultrassom, de onda de diatermia, e do tratamento por micro-ondas. Deve-se observar que nenhum método é isento de efeitos indesejáveis. A termoterapia pode causar danos nos tecidos e não deve ser utilizada próximo de metal ou de próteses, em áreas onde há uma diminuição da sensibilidade ou paralisia, em tecidos com isquemia, onde existe infecção, ou diretamente no tecido tumoral[6].

Em relação às terapias mecânicas utilizadas para o controle da dor, destaca-se a massagem e os exercícios que podem aliviar a dor causada por um espasmo muscular, síndromes miofasciais ou o desconforto musculoesquelético associado com a imobilidade e debilidade. Os aparelhos ortopédicos são úteis como suporte e promovem o alívio e prevenção da dor através da estabilização ou imobilização de tecidos dolorosos, podendo ser utilizados bengalas, muletas e andadores[6].

Nos pacientes acamados na UTI em ventilação mecânica ou não, não pode deixar de ser lembrado o adequado posicionamento com auxílio de travesseiros e rolos que auxiliam em muito no alívio da dor, colocando-os numa posição mais funcional e menos distorcida.

Controle da dispneia

Junto com a dor, a dispneia está entre os sintomas mais comuns em pacientes sob cuidados paliativos. Existem intervenções não farmacológicas e não invasivas eficazes para aliviar a falta de ar nos pacientes em estágios avançados de câncer, doença pulmonar obstrutiva crônica (DPOC), doença intersticial pulmonar crônica ou insuficiência cardíaca. A fisioterapia pode atuar com técnicas de relaxamento[8], mobilização e alongamento dos músculos da caixa torácica para melhora da complacência, posicionamento adequado que favorece a ação dos músculos respiratórios (decúbito elevado, favorecendo a ação do diafragma), uso de incentivadores respiratórios, administração de ventilação não invasiva (VNI) e treinamento da respiração. Acrescenta-se que a mobilização passiva ou ativa de membros favorece não só a melhora da mobilidade, mas também as funções fisiológicas, combatendo dessa forma o imobilismo e gerando impacto sobre a função respiratória e cardiovascular[9,10].

Nas UTIs a fisioterapia pode utilizar também técnicas de drenagem postural, percussão, vibração, compressão torácica, exercícios respiratórios, técnicas de estimulação da tosse, posicionamento que auxilie a manutenção da via aérea pérvia e no relaxamento da musculatura acessória, diminuindo o trabalho respiratório, além de exercícios para combater o imobilismo e o uso de técnicas de conservação de energia[2]. A aspiração das vias aéreas deve ser utilizada quando houver o objetivo da melhora da dispneia associada à retenção de secreção[9]. Em relação ao uso do oxigênio suplementar existe ainda pouca evidência do benefício concreto do uso indiscriminado em CP[2].

Após a alta do paciente da UTI, podem ser aplicadas estratégias ativas e passivas de reabilitação pulmonar. Estratégias ativas com protocolos de exercício de baixa intensidade, incluem treinamento intervalado e exercícios aeróbicos com ciclo ergômetros que são eficazes na melhoria da dispneia e capacidade funcional. Estratégias passivas, como estimulação elétrica neuromuscular podem melhorar a força e a massa muscular e reduzir a dispneia.

Quando a dispneia está relacionada com um evento reversível, o tratamento sintomático é combinado com intervenções que almejam a reversão da causa como, por exemplo, a indicação de diuréticos, antibióticos e VNI. Em contraposição, na dispneia terminal, um sintoma do fim da vida que requer cuidados de conforto, o uso da VNI é controverso. Nestes casos, a justificativa da VNI é ambígua e tem sido descrita tanto como um exemplo de cuidado fútil quanto como uma ferramenta para melhorar o conforto do paciente no final de vida[11]. Parece consenso que esse método de assistência ventilatória possa ser utilizado para o tratamento da insuficiência respiratória de pacientes terminais, cuja causa seja potencialmente reversível e não represente somente a evolução final de doença pulmonar ou extrapulmonar. Pacientes com edema agudo de pulmão ou quadros infecciosos se beneficiam com a VNI. Vale salientar que alguns pacientes com doenças terminais referem o desejo de não serem intubados, mas aceitam o uso da VNI como forma de suporte ventilatório para o tratamento da insuficiência respiratória, ou mesmo como medida paliativa para alívio da dispneia[12].

Controle da tosse e da hipersecreção de vias aéreas

A tosse pode ser produtiva ou não, e pode gerar extremo desconforto ao paciente, seus familiares e à equipe multiprofissional. Uma complicação pulmonar comum em pacientes acamados é o acúmulo de secreção pulmonar devido à diminuição da movimentação do transporte mucociliar e ao enfraquecimento da tosse[13]. Em casos de tosse produtiva, o objetivo do fisioterapeuta será melhorar a efetividade da tosse, o que depende de um arco reflexo aferente/eferente intacto, da força muscular da parede torácica e abdominal, que promovam inspiração e expiração adequadas, e da produção e eliminação mucociliar normais. Visando a fluidificação das secreções pode-se associar inalação com solução fisiológica, ou a indicação de mucolíticos. Podem ser também adotadas técnicas de fisioterapia respiratória como drenagem postural, associadas a manobras de higiene brônquica e exercícios de reexpansão pulmonar (favorecendo a manutenção de vias aéreas pérvias e melhora ventilatória), além da adoção de posturas que favoreçam a respiração e o conforto físico[14]. Nos casos de hipersecreção das vias aéreas o fisioterapeuta tem importante papel, podendo ser utilizadas técnicas para adequar o posicionamento da cabeça e da via aérea, de modo a facilitar a drenagem de secreções, evitando o acúmulo e consequente a piora do desconforto, além de uma respiração ruidosa ("sororoca"), muito angustiante para os familiares daquele que está morrendo. O controle apropriado de secreções é importante, devendo ser evitado ao máximo o uso de aspiração de vias aéreas, um procedimento doloroso e que gera extremo desconforto[2].

Nos pacientes em fase terminal o tratamento deve ser puramente sintomático. Na última semana ou dias de vida pode ocorrer tosse persistente, o tratamento exige atuação multiprofissional, pois é centrado na administração de opioides e/ou sedativos, sem a necessidade de novas investigações diagnósticas ou terapêuticas invasivas o que inclui a fisioterapia vigorosa[6].

Controle da fadiga

Fadiga é definida como uma perturbadora sensação subjetiva e persistente de cansaço e exaustão física, emocional e/ou cognitiva, desproporcional ao nível de atividade física, que interfere no *status* funcional do paciente. Diferencia-se da fadiga do dia a dia, que é temporária e aliviada com o repouso. É um dos sintomas mais prevalentes e desgastantes para o paciente com câncer, com impacto negativo na qualidade da vida[2]. Para pessoas com doenças específicas, como o câncer avançado, DPOC grave ou insuficiência cardíaca avançada, a fadiga pode ser o pior dos sintomas experimentados durante a doença e seu tratamento[5]. Como causas da fadiga tem-se a perda de massa muscular relacionada a imobilidade prolongada, a polineuropatia, a diabetes, entre outras, encontradas frequentemente nos pacientes da UTI[2].

A fisioterapia tem como metas encorajar o esforço e atividade dentro das limitações físicas do paciente, para ajudá-lo a manter a força muscular oportunizando que suas atividades da vida diária sejam mantidas, reorganizando-se o meio ambiente para a acomodação da mobilidade reduzida[10]. No caso da fadiga respiratória, podem ser utilizadas intervenções como exercícios respiratórios; técnicas de relaxamento; oxigenoterapia para alívio da dispneia; exercícios passivos; práticas de ficar de pé e andar dependendo do estado clínico do paciente durante o dia. A atividade física leve preserva a força muscular, mostrando bons resultados na redução da fadiga através de exercícios aeróbicos, podendo ser aplicados dentro da UTI através de cicloergômetros de leito. Além disso, os exercícios podem dar sensação de bem-estar, melhorar a autoestima e autopercepção, resultando na melhora da qualidade de vida, pois diminui a perda de energia e aumenta a capacidade funcional, levando à redução do esforço e menos fadiga. No entanto, se inadequados, deixam de ser um benefício e passam a ser um risco[15,16]. Quando a fadiga respiratória cursar com dispneia e desconforto respiratório pode ser utilizado conjuntamente a VNI, promovendo repouso muscular respiratório e conforto ao paciente.

Na fase da reabilitação de pacientes sob cuidados paliativos pode ser instituído um programa de treinamento de exercícios físicos com aquecimento, treinamento para força de membro inferior, como subir e descer em um degrau; transferência de peso; exercícios de resistência para os braços; descer até o chão; deitar de costas; rolar de lado a lado; senta-levanta; e exercício de bicicleta[17].

Conclusão

Com o aumento do número de doenças crônico-degenerativas, torna-se imprescindível que os profissionais de saúde, principalmente os que atuam em UTI e vivenciam o processo de morte e sofrimento humano em seu cotidiano, adquiram habilidades, experiência e conhecimento necessários ao atendimento dos pacientes na fase final da vida. Entretanto, para que os profissionais estejam aptos a atuar nos Cuidados Paliativos é necessário que haja maior difusão dos conhecimentos acerca do tema. O fisioterapeuta deve utilizar-se de métodos e recursos exclusivos da profissão para aprimorar este cuidado e facilitar a adaptação do doente à progressiva perda da funcionalidade até a chegada de sua morte (Tabela 9.1).

Tabela 9.1: Principais abordagem fisioterapêuticas

DOR	DISPNEIA	TOSSE HIPERSECREÇÃO	FADIGA
TENS	Técnicas de relaxamento	Drenagem postural	Exercícios Respiratórios
Termoterapia	Alongamento da musculatura torácica	Higiene brônquica	Técnicas de relaxamento
Massagem	Incentivador respiratório	Terapias reexpansão pulmonar	Exercícios passivos/ativos
Exercícios	Ventilação não invasiva	Posicionamento	Cicloergômetros no leito
Posição	Treino respiratório Mobilização Posicionamento	Aspiração	Treino da força dos membros inferiores e superiores
	Drenagem postural Tosse / Percussão		Senta-levanta Subir e descer degrau
	Vibração / Aspiração		Transferência de peso
	Compressão torácica		
	Exercícios Respiratórios		

Fonte: Serviço de Fisioterapia do HU/UFSC.

Referências

1. Filho RCC, Costa JLF, Gutierrez FLBR, Mesquita AF. Como implementar cuidados paliativos de qualidade na unidade de terapia intensiva. Revista Brasileira de Terapia Intensiva 2008; 20(1): 88-92.
2. Manual de cuidados paliativos / Academia Nacional de Cuidados Paliativos. Rio de Janeiro : Diagraphic, 2009.320p.
3. Javier NSC, Montagnini ML. Rehabilitation of the Hospice and Palliative Care Patient. JOURNAL OF PALLIATIVE MEDICINE 2011; 14(5): 638-48.

4. Moritz RD, Lago PM, Souza RP, Silva NB, Meneses FA, Othero JCB et al. Terminalidade e cuidados paliativos na unidade de terapia intensiva. Rev Bras Ter Intensiva 2008; 20(4): 422-428.
5. Cuidado Paliativo / Coordenação Institucional de Reinaldo Ayer de Oliveira. São Paulo: Conselho Regional de Medicina do Estado de São Paulo, 2008. 689 p.
6. Doyle D, Woodruff R. International Association for Hospice & Palliative Care. The IAHPC Manual of Palliative Care 2nd Edition, 2008.
7. Karen R, Michael B, Mark J, Karen S, Stephen O. Transcutaneous electric nerve stimulation (TENS) for cancer pain in adults. Cochrane Database of Systematic Reviews, Issue 01, 2012.
8. Bausewein C, Booth S, Gysels M, Higginson IJ. Cochrane Database of Systematic Reviews 2011; Issue 04.
9. Kumar SP; Jim A. Physical Therapy in Palliative Care: From Symptom Control to Quality of Life: A Critical Review. Indian Journal of Palliative Care 2010; 16 (3):138-146.
10. Sociedad Española de Cuidados Palliativos. Guia de cuidados paliativos [on-line]. [Acessado em: 15 abr 2012] Disponível em: http://www.secpal.com
11. Azoulay E, Demoule A, Jaber S, Kouatchet A, Meert AP, Papazian L et al. Palliative noninvasive ventilation in patients with acute respiratory failure. Intensive Care Med 2011; 37: 1250–1257.
12. Schettino GPP. Ventilação mecânica não invasiva com pressão positiva. In: III Consenso Brasileiro de Ventilação Mecânica. J Bras Pneumol 2007;33(2): S 92-S 105.
13. Marcucci FCI. O papel da fisioterapia nos cuidados paliativos a pacientes com câncer. Revista Brasileira de Cancerologia 2005; 51(1): 67-77.
14. Mota DDCF, Pimenta CAM. Fadiga em pacientes com câncer avançado: conceito, avaliação e intervenção. Revista Brasileira de Cancerologia 2002; 48(4):577-583.
15. Pop T, Adamek J. The Dynamics of Physical Activity in Palliative Care Patients. Traumatologia Rehabilitacja MEDSPORTPRESS 2010; 1(6): 80-89.
16. Oldervol LM., Loge JH, Paltiel H, Vidvei U, Wiken AN, Hjermstad MJ et al. The Effect of a Physical Exercise Program in Palliative Care: A Phase II Study. Journal of Pain and Symptom Management 2006; 31(5): 421-30.

Capítulo 10

Cuidado Paliativo na UTI: O papel da Enfermagem na Equipe Multidisciplinar

■ Cristine Nilson

Introdução

Sabe-se que a grande variabilidade nos modos de morte nos diferentes países pode ser explicada pelas diferenças culturais, religiosas, filosóficas, legais ou, ainda, estar relacionada às práticas e atitudes dos profissionais envolvidos[1].

No intuito de assegurar uma morte digna ao paciente e o conforto à família, preconiza-se a implantação de protocolos de cuidados paliativos nas unidades de terapia intensiva (UTI), com a valorização de princípios fundamentais, como a preocupação com os aspectos clínicos, psicológicos, sociais e espirituais dos pacientes e de seus familiares e, com o estímulo à interdisciplinaridade como prática assistencial[2].

Modelos de interação interdisciplinar

A proximidade estabelecida entre a equipe de enfermagem, o paciente e seus familiares na rotina de trabalho conduz facilmente o enfermeiro a uma posição de mediador na relação entre paciente/família e os demais profissionais da equipe. Nesse sentido, alguns autores propõem modelos de colaboração interdisciplinar, onde os profissionais trabalham cooperativamente e compartilham a responsabilidade pela condução do plano de final de vida. Destaca-se o modelo proposto por Miller et al.[3] (Figura 10.1).

A gestão do cuidado ao paciente terminal é, portanto, uma construção a partir de uma visão conjunta da equipe assistencial. Num conceito amplo, gerência é a arte de pensar, de decidir e de agir; é a arte de fazer acontecer, de obter resultados. Resultados que podem ser definidos, previstos, analisados e avaliados, mas que têm de ser alcançados através das pessoas numa interação humana constante[4].

Um modelo colaborativo tem o potencial de melhorar não somente a satisfação do paciente e dos membros da família, mas também tem mostrado me-

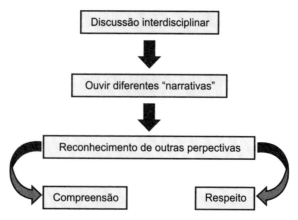

Figura 10.1: Esquema para descrever o resultado de discussão interdisciplinar.

lhora na satisfação de enfermeiros e médicos de UTI. Quando a colaboração não ocorre, os resultados podem ser negativos para os pacientes e suas famílias, assim como para os profissionais que prestam os cuidados[5].

A identificação do sofrimento social

A internação na UTI normalmente se caracteriza por um momento de estresse para o paciente e a família, seja pela deterioração aguda da saúde, seja pela expectativa de sofrimento e morte iminente. Esse momento inicial nem sempre é adequado para a coleta dos dados da anamnese de enfermagem, que tem por objetivo trazer de forma ampla e detalhada todas as informações necessárias para definir os diagnósticos e o plano de cuidados de enfermagem, bem como orientar encaminhamentos. Portanto, a complementação da história deve ser considerada pelo enfermeiro a qualquer momento, a fim de conhecer os recursos da família e da comunidade a serem mobilizados durante a internação. A avaliação precoce por outros profissionais da equipe multiprofissional, como a assistente social, deve ser solicitada como forma de apoio à família e reconhecimento dos sistemas de referência.

Considerando as recomendações atuais para que os cuidados paliativos sejam instituídos simultaneamente com os curativos a partir da admissão do paciente[6], a discussão sobre o passo a passo da assistência já deve ter desde o início o desenho proposto conjuntamente pela equipe.

As intervenções diante do sofrimento do paciente e família

Diante do sofrimento do paciente, é necessário proporcionar ao doente terminal dentro da UTI, um espaço onde a individualidade possa ser preservada[7]. A busca por um ambiente harmônico, bem como a inclusão na assistência de profissionais como psicopedagogos, musicoterapeutas e recreacionistas, deve ser considerada, respeitando as características individuais de cada paciente.

Para tanto, o enfermeiro deve estar atento às necessidades sociais do paciente e buscar recursos de conforto dentro da unidade, os quais podem incluir um quarto privativo, com iluminação e acústica adequada, ou soluções alternativas, como uso de biombos. Flexibilizar as normas e rotinas rígidas da UTI, em relação às visitas, parece ser uma conduta que eleva muito a satisfação da família do paciente em cuidados paliativos[8]. Isso inclui a permissão para a permanência conjunta de familiares e a entrada de amigos, - bem como a visita de outras crianças (irmãos, amigos e colegas de escola) nas UTIs pediátricas.

A fim de minimizar o sofrimento da família, o enfermeiro deve buscar identificar os membros da família em melhores condições para dar suporte ao paciente e aos membros da família mais desestruturados diante do sofrimento. Essa abordagem de apoio pode ser feita através de entrevistas individuais ou em grupos. O uso dos recursos da comunidade onde a família está inserida pode ser essencial, especialmente em internações prolongadas, que podem interferir diretamente na situação profissional e financeira dos membros da família.

Buscar uma escuta atenta e não estabelecer julgamentos diante da estrutura e do contexto familiar, que diferem dos padrões socioculturais dos membros da equipe de saúde, é fundamental para que a família se sinta respeitada e acolhida.

Intervenções diante do sofrimento da equipe multiprofissional

A equipe de enfermagem fica muito exposta no relacionamento que estabelece com a família e o paciente. Devido à grande proximidade, por um lado, está sujeita aos maiores acertos, sentindo-se gratificada na sua atuação e na conquista da confiança do paciente e família. Por outro lado, fica suscetível aos maiores erros e críticas, quando é incapaz de entender e lidar com o sofrimento dos mesmos.

Dentre as estratégias para estabelecer um bom vínculo com o paciente e a família está a transparência nessa relação, que pressupõe um diálogo aberto e franco sobre o cuidado e sobre a dinâmica do trabalho na UTI.

Sabe-se que as dificuldades da equipe médica em relação aos cuidados paliativos estão relacionadas à falta de treinamento e de embasamento na arte de "cuidar", assim como as dificuldades de comunicação com a família[9]. Entre os enfermeiros, a participação ainda pouco assertiva no processo de tomada de decisão sobre os cuidados paliativos parece ser o aspecto mais relevante[10]. Neste sentido, a participação nos rounds interdisciplinares, onde são discutidas as questões bioéticas, os casos dos pacientes, seus prognósticos e o plano de cuidados, pode proporcionar aos profissionais de enfermagem momentos de reflexão, auxiliando-os na prática diária com pacientes críticos terminais internados.

O enfermeiro deve buscar o desenvolvimento da equipe de enfermagem, trabalhando com suas forças e limitações, e avaliando o desempenho da equipe a cada novo paciente terminal, considerando sempre as possíveis e prováveis dificuldades da equipe diante da abordagem da morte.

Conclusão

A proposta de abordagem do sofrimento sob uma ótica social contempla os princípios do cuidado centralizado no binômio paciente/família, premissa básica para uma assistência de qualidade nas UTIs tanto de adultos quanto pediátricas.

A identificação do sofrimento social e as respectivas intervenções da equipe no sentido de minimizar essa dor devem receber atenção simultânea ao alívio da dor física, para a qual os profissionais ainda mostram-se mais sensíveis. Cabe ressaltar que estamos diante de um paciente que vê "roubada" sua expectativa de vida. Para as crianças e jovens pode ser ainda mais difícil a visão da proximidade da morte e da impossibilidade de sentir o crescimento, de cultivar amizades, de namorar e de ser feliz. Da mesma forma, seus familiares não terão a oportunidade de compartilhar dessa vida.

Assim, a busca de conhecimento sobre os cuidados de final de vida, aliada ao desenvolvimento da habilidade de comunicação e ao reconhecimento dos recursos familiares e de referências dentro da comunidade nos permitirá atuar de forma satisfatória com os cuidados paliativos.

Referências

1. Yaguchi A, Truog RD, Curtis R, et al. International differences in end-of-life attitudes in the intensive care unit. Arch Intern Med 2005;165(17): 1970-5.
2. Moritz R, Lago P, Souza RP, da Silva NB, Menezes FA ET al. Terminalidade e cuidados paliativos na unidade de terapia intensiva. RBTI 2009; 20: 422-8.
3. Miller PA, Forbes S, Boyle DK: End-of-life in the intensive care unit: A challenge for nurses. Am J Crit Care 2001; 10: 230-7.
4. Motta PR. Transformação organizacional: a teoria e a prática de inovar. 3ª reimpressão. Rio de Janeiro: Ed Qualimark, 2000.224p.
5. Kathleen A. Puntillo, RN, DNSc, FAAN: Jennifer L. McAdam, RN, MS: Communication between physicians and nurses as a target for improving end-of-life care in the intensive care unit: Challenges and opportunities for moving forward. Critical Care Medicine 2006; 34(11): 332-40.
6. Meyer E, Ritholz M, Burns J, Truog R. Improving quality of end-of-life care in the Pediatric Intensive Care Unit: parent´s priorities and recommendations. Pediatrics 2006; 117: 649-657.
7. Garros D. Uma boa morte em UTI pediátrica: isso é possível? J Pediatr. 2003; 79(Supl 2): S243-54.
8. Abib G, Piva J. Percepção dos pais em relação à morte de seus filhos em unidade de terapia intensiva pediátrica [Dissertação]. Porto Alegre (Brasil): PPG em Pediatria PUCRS; 2010.
9. Lago PM, Garros D, Piva JP. Cuidados o Final da Vida em Unidades de Terapia Intensiva Pediátrica. RBTI 2007:19:3:359-363.
10. Nilson C, Lago PM, Piva J. A participação do enfermeiro na limitação de suporte de vida em pacientes internados em Unidades de Tratamento Intensivo Pediátrico. Projeto de Dissertação de Mestrado. PUCRS 2008.

Capítulo 11

O Papel do Enfermeiro no Controle dos Sintomas

■ Nára Selaimen Gaertner de Azeredo

Introdução

O Ministério da Saúde (MS) tem a preocupação com a necessidade crescente de cuidados paliativos e do controle da dor. Com base nos problemas de saúde do Brasil, publicou a Portaria GM/MS nº 19, de 03 de janeiro de 2002, na qual instituiu o Programa Nacional de Assistência à Dor e Cuidados Paliativos, permitindo novos debates acerca da temática e da capacitação profissional, além de rever maneiras relacionadas ao cuidado do paciente portador de doença crônico-degenerativa, ou em fase final de vida e bem como à seus familiares.

Estudos sobre as estimativas globais de atendimento em cuidados paliativos identificaram que 115 países mantêm um ou mais serviços de cuidados paliativos e que 60%, de 56 milhões de pessoas que morrem por ano, têm se beneficiado de alguma forma do cuidado paliativo. Embora haja a ampliação dessa modalidade de assistência em todo o mundo, ainda nos deparamos com mais de 20 milhões de pessoas morrendo sem acesso ao cuidado que busca amenizar sofrimentos e sintomas da doença, preservar a autonomia do doente e seu direito de participação e proporcionar melhor qualidade de vida[1].

No modelo assistencial vigente, na maioria dos hospitais no Brasil, é a enfermagem quem convive mais tempo com os pacientes hospitalizados. Sendo assim, é fundamental, que nas múltiplas intervenções submetidas aos pacientes, durante o período da internação nas unidades de terapias intensivas, a dor seja vigiada por esta equipe a fim de que sua identificação seja acelerada e seu alívio assegurado.

A dor como o 5º sinal vital

Podemos afirmar que a dor é tão antiga quanto à própria humanidade. Há muito o homem procura compreender a dor, suas causa e formas de evitá-la. A dor é definida pela associação Internacional para o Estudo da Dor (IASP) como:

"uma experiência sensorial e emocional desagradável que é associada a lesões reais ou potenciais"[2]. Assim, esta definição abrange muito mais que o aspecto físico da dor, mas trabalha com um conceito multidimensional. Para, então, compreender a dor é necessário avaliar e observar suas múltiplas dimensões: neurofisiológica, psicossocial, cognitivo-cultural, comportamental e sensorial.

A dor, na Medicina Paliativa, é considerada o 5º sinal vital e considera-se o conceito ampliado de dor ("total pain"). O conceito de dor total foi aperfeiçoado por Cicely Saunder, referência contemporânea dos Cuidados Paliativos, na intenção de revelar que a dor é manifestada diferentemente, dependendo das suas dimensões física, social e espiritual. Um pouco mais além, essa autora também acresceu à dor a dimensão interpessoal, familiar e a dimensão financeira[3].

A dor é um dos principais determinantes do sofrimento humano, que pode ocasionar incapacidade que comprometem a qualidade de vida trazendo prejuízos econômicos e alterações psicossociais. Segundo o Ministério da Saúde, 80% dos usuários do sistema de saúde tem como causa principal desta procura a dor. Outro dado alarmante é que, de 30% a 40% dos brasileiros são portadores de dor crônica. E, a dor, é apontada como a causa fundamental de licença saúde, baixa produtividade laboral, aposentadoria por doenças, assim como indenizações trabalhistas[4].

No ano de 2002, a Joint Commission on Accreditation on Heathcare Organizations (JCAHO), normatizou a dor como o 5º sinal. Desta forma, sua avaliação é parte integral do cuidado realizado, e o seu registro deve fazer parte do prontuário do paciente como os demais parâmetros vitais. Da mesma forma, a Agência Americana de Pesquisa e Qualidade em Saúde Pública e a Sociedade Americana de Dor, descrevem a dor como o 5º sinal vital, e recomendam que ela deva ser avaliada tão rotineiramente quanto os outros sinais vitais do paciente[5].

Cuidando do paciente com dor

Não podemos reduzir a amplitude da experiência dolorosa, apenas a sua intensidade. Há uma gama de estratégias para que a dor possa ser avaliada, sendo que cada uma delas proporciona um conjunto de informações qualitativas e quantitativas contemplando a dor nas suas múltiplas dimensões.

Uma das dificuldades de avaliar e mensurar a dor é por ela ser uma experiência de caráter individual e subjetivo. Contudo, ao mesmo tempo, torna-se um grande desafio, pois como o enfermeiro irá mensurar esta experiência tão complexa e individual?

A equipe de enfermagem é quem, pela maior proximidade com o paciente, identifica, avalia e notifica a dor, programa a terapêutica farmacológica prescrita, prescreve algumas medidas não farmacológicas e avalia a analgesia. Na prática, é quem organiza o gerenciamento da dor[1]. Diante desta responsabilidade, o conhecimento de estratégias para o exercício da assistência qualificada para o controle e manejo da dor é indispensável. Pode-se citar como abordagem para o tratamento não medicamentoso da dor:

- Técnicas de relaxamento, distração e imaginação dirigidas.
- Avaliação da possibilidade da mudança de decúbito, da adequação do posicionamento, do uso de coxins, das massagens terapêuticas e da otimização do ambiente.

A utilização de instrumentos para mensurar a dor pode ser de caráter unidimensional ou multidimensional. Quando avaliamos somente uma das dimensões da dor, a experiência dolorosa é medida em uma escala unidirecional, dentre as mais usadas destacamos a Escala Visual Numérica (EVN), graduada de zero a dez, onde zero é ausência de dor e dez é a pior dor imaginável, e a Escala Visual Analógica (EVA) que consiste em uma linha reta não numérica onde uma extremidade demonstra a ausência de dor e a outra extremidade demonstra a pior dor imaginável. Para mensurar a dor como uma experiência multidimensional, poderá ser utilizado um instrumento que contemple esta multidimensionalidade, o inventário para dor *Mcgill, Wisconsin Brief Pain Questionnaire*, restrito para situações específicas e de difícil aplicabilidade[6].

O doente espera, do profissional que dele cuida, um engajamento humano, o estabelecimento de um vínculo, uma disponibilidade pessoal para estar-com e, nesse sentido, o investimento na relação com o doente requer o estabelecimento de estratégias que humanizem a assistência. Entretanto, essas ultrapassam a instância ôntica apenas quando singularizam o doente; caso contrário, transformam-se em mais técnicas e normas a serem seguidas[7].

Parece então, que há consenso que a dor deve ser tratada, medida e aliviada. Contudo, para além da experiência dolorosa, também é preciso ter atenção aos cuidados paliativos, que inicia desde o diagnóstico da doença e transcorre com os cuidados aos pacientes doentes, as suas famílias e com a equipe cuidadora.

A dor do paciente, em cuidados paliativos em fase final de vida, tem os mesmos mecanismos e características fisiológicas da dor de um paciente cuja intercorrências serão reversíveis ou com patologias benignas. A diferença do tratamento da dor nos pacientes em cuidados paliativos, é no enfoque e planejamento terapêutico, pois o núcleo de cuidados destes pacientes deixa de ser exclusivamente a dimensão biológica para buscar a dimensão cuidadora.

Os cuidados paliativos devem incluir as investigações necessárias para o melhor entendimento e manejo de complicações, e sintomas estressantes, tanto relacionados ao tratamento, quanto à evolução da doença. Considerando a carga devastadora de sintomas físicos, emocionais e psicológicos que se avolumam no paciente com doença terminal, faz-se necessário um diagnóstico precoce e condutas terapêuticas antecipadas, dinâmicas e ativas, respeitando-se os limites do próprio paciente. O alívio da dor tem um papel de destaque nos Cuidados Paliativos, buscando acima de tudo o bem-estar e o conforto do paciente[8].

As abordagens multiprofissionais nos cuidados paliativos torna-se de grande valor no controle deste sintoma "dor total". A dor aumenta o medo, o isolamento, a insônia e a depressão. Tratar ao que chamamos de "dor total" precocemente e efetivamente traz qualidade de vida para quem esta morrendo[9].

Cuidando do paciente com dispneia

é um sintoma muito frequente em pacientes em cuidados paliativos, cerca de 30% a 90% dos pacientes, segundo a OMS. Na maioria das vezes a dispneia é multifatorial. Pode ser referida como uma sensação de falta de ar, uma sensação de sufocamento, como aperto torácico ou desconforto respiratório, que nem sempre é associado ao esforço físico. Por ser um sintoma subjetivo, o grau da dispneia pode não estar diretamente relacionado à severidade do quadro clínico, pois não existem testes que mensurem com exatidão a sua gravidade. Desta forma, o elemento mais importante é aquele referido pelo paciente. Frequentemente o quadro de dispneia é descrito pelos pacientes como uma respiração difícil, bastante desconfortável e angustiante, seguida de ansiedade e pelo medo da morte.

Nas UTIs, a avaliação da dispneia pode ser tornar ainda mais difícil, pelas particularidades do paciente crítico, como a presença do tudo orotraqueal ou de traqueostomia, associados ou não à assistência ventilatória. Nesses casos, o desconforto, ocasionado por dispneia, dor ou outros sintomas, pode se manifestar através de sinais indiretos tais como o aumento da frequência cardíaca, da frequência respiratória ou da pressão arterial, que devem ser identificados pelos profissionais de enfermagem para que as medidas terapêuticas possam ser tomadas, o mais precoce possível. Torna-se importante o apoio psíquico e a adequação do posicionamento do paciente no leito. Embora exista ampla crença sobre o uso de oxigenioterapia nos quadros de dispneia existe pouca evidência do benefício desta conduta[10-11].

Cuidando do paciente com náusea e vômitos

A presença de náuseas e vômitos é um sintoma bastante comum nos pacientes em cuidados paliativos, ocorrendo em cerca de 60 a 70% dos casos. A causa, na maioria das vezes, é multifatorial, e pode entre outras causas estar associada ao uso de medicações, ao aumento da pressão intracraniana, a alterações vestibulares e ao estresse emocional. Estes sintomas contribuem para o agravamento da qualidade de vida destes pacientes, assim como, do seu estado clínico em geral, contribuindo com a dificuldade para alimentação, precipitando o emagrecimento e a fraqueza. Também, contribuem no desenvolvimento de alterações metabólicas e a possibilidade de sangramento gastroesofágico. Sem contar que, geram impactos psicológicos e sociais bastante negativos.

Alguns cuidados não farmacológicos contribuem para o alívio destes sintomas:

- Fracionar as dietas, respeitando a vontade, os desejos alimentares e os horários nos quais o paciente quer alimentar-se;
- Oferecer preferencialmente alimentos frios e pouco temperados (gelatinas, sorvetes, pedaços de gelo, mousses);
- Orientar quanto à importância da higiene oral regular, principalmente a cada episódio de vômito e também pré e pós-prandial. Este simples cuidado pode melhorar o bem-estar do paciente;
- Oferecer e orientar que as refeições devem ser em pequenas quantidades, assim como, aumentar o intervalo entre elas;
- Manter sempre e, em qualquer momento ou local, ambiente acolhedor durante as refeições;
- Ajustar as medicações para que sejam administradas depois das refeições. Somente os antieméticos deverão ser administrados previamente.

Cuidando do paciente com constipação

É um problema bastante comum em pacientes sob cuidados paliativos, sendo frequentemente associado ao uso de opioides ou aos efeitos da própria evolução da doença. Pode-se dizer que, *quando o uso de opioides for inevitável, a associação de um laxante também será inevitável*[11]. Portanto, a prevenção torna-se primordial.

- Deve ser equilibrado o tratamento farmacológico (uso de laxativos) com o não farmacológico (ingestão de líquidos e fibras, respeito a privacidade do doente).
- Os laxantes retais estão indicados para situações específicas como a impactação fecal[11].

Cuidando da higiene oral dos pacientes

Caso o paciente mantenha a autonomia, o autocuidado deverá ser estimulado, assim ele mesmo poderá realizar a limpeza da própria boca, regularmente após as refeições. Mesmo aqueles com restrição de movimento, embora conscientes, devem ter ao seu alcance o material indispensável para que eles mesmos façam sua higiene oral. Em ambos os casos, é recomendada a utilização de escova de dente macia e creme dental com flúor. No momento em que o paciente estiver confuso ou inconsciente, outra pessoa deverá realizar este cuidado. Um cuidado simples, contudo extremamente importante é manter os lábios sempre umidificados, a fim de dar uma sensação de conforto e, em alguns casos, diminuir a sensação de sede.

Cuidando da autonomia

Cada vez mais, a valorização da autonomia da paciente e o peso moral do seu consentimento na decisão de tratamento devem ser ponderados, e o equilíbrio entre estes dois princípios deve ser procurado. Nas UTIs, muitas vezes é difícil a comunicação com o paciente. Torna-se primordial a interpretação da sua vontade prévia e o conhecimento da mesma através dos seus familiares.

É importante salientar que os pacientes em cuidados paliativos devem ter assegurada a qualidade de vida, em detrimento da preservação da mesma. Temos que considerar a pessoa como sujeito, dentro de um contexto único de vida (e de morte), dentro de "um todo". Não cuidaremos da dor isoladamente, só teremos a dimensão cuidadores se cuidarmos de "alguém com dor".

Tampouco poderemos nos preocupar somente com o paciente, devemos ter em mente que seus familiares estão sofrendo e que precisam do nosso apoio e respeito. Precisamos considerar que aqueles que estão vivenciando o período de fim da vida, encaram um momento de extrema vulnerabilidade e de grande sofrimento físico, que poderá estar arrolado a outras formas mais íntimas de sofrimento.

Cuidando dos familiares

Além da atenção e do cuidado, o enfermeiro deverá proporcionar condições de segurança, otimismo e esperança. Toda decisão no tratamento, segundo os princípios dos cuidados paliativos, deve ser discutido com o familiar e o paciente.

A equipe multidisciplinar, para qualquer decisão no seguimento do tratamento deve embasar-se nos princípios de autonomia do paciente e do pressuposto da capacidade de tomada de decisão do paciente e da sua família. Um dos princípios dos cuidados paliativos, é que a conduta e o tratamento visem à melhora da qualidade de vida ao paciente e a família.

A equipe multiprofissional deve estabelecer uma comunicação efetiva com os familiares e garantir a esta família seu envolvimento com o cuidado prestado durante todo o período da internação. Também, deve estar atenta à necessidade de suporte emocional a fim de preparar a família para a morte permitindo-lhe que participe deste momento e que o luto possa ser elaborado.

Cuidando do cuidador

É preciso, dentro do possível e do preparo da equipe, que sejamos capazes de acolher os demais aspectos envolvidos no suporte integral daqueles que convivem com o fim da vida.

O cuidado paliativo deve oferecer o alívio da dor, porém, para além da dor, é possível oferecer um espaço de escuta, do acolhimento. Assim, o trabalho multidisciplinar torna-se uma necessidade, pois é a equipe que passa a ser referência dos pacientes, e principalmente nas UTIs dos seus familiares.

A enfermagem desempenha papel fundamental como integrante da equipe multidisciplinar. O Cuidar, o educar, o acolher, o amparar, aliviar desconfortos, controlar sintomas e minimizar o sofrimento deverá ser ações cotidianas na vida dos profissionais de saúde, contudo é fundamental auxiliar estes profissionais na aquisição de conhecimentos clínicos que favoreçam essa prática[12].

Entretanto, não pode ser esquecido que, todos os membros desta equipe estão suscetíveis ao sofrimento. *Ver a morte do próximo é estar também perto da sua própria morte.* Temos que aprender a não negar a existência da morte, mas aceitá-la com naturalidade. Buscar viver de acordo com esta sólida realidade, admitindo a própria morte, aceitando-a quando vier. Assim, compreenderemos melhor os pacientes em cuidados paliativos e teremos condições de assisti-los de modo humanizado e apropriado.

Conclusão

Dois aspectos fundamentais devem estar sempre presentes nas discussões e abordagens dentro dos hospitais que atendem pacientes complexos: dor e cuidados paliativos. Desta forma, tendo a dor e os cuidados paliativos como preceitos, estas instituições devem ter uma abordagem multidisciplinar e multiprofissional que visem a melhora da assistência ao paciente e a seus familiares.

Os enfermeiros devem instituir os cuidados paliativos de qualidade o mais precoce possível, para tal, faz-se necessário o (re)conhecimento dos pacientes e familiares com o estabelecimento de um contato humanizado e individualizado, que garanta a continuidade, e que permita que o tempo que passarmos com eles não se restrinja somente aos aspectos físicos dos cuidados.

É essencial que não percamos a reflexão e a essência de nossas ações, e que o senso crítico nos ajude nos questionamentos de nosso cuidado. Cuidar é estar sempre pronto a desenvolver a solidariedade e o compromisso no cuidado do indivíduo e de suas famílias

Referências

1. Wright M, Wood J, Lynch, Clark D. Mapping levels of palliative care development: a global view. Pain Sympton Manage. 2008;35(5):469-85
2. Merskey H, BogduK N, editors. Classification of chronic pain. Seattle: international association for the Study of Pain; 1994[cited 2012 Abr18]. Available from: http://www.iasp-pain.org/terms-p.html.
3. Schisler EL. O conceito da dor total no câncer. In: Nascimento-Schulze CM. Organizador. Dimensão da dor no câncer. São Paulo: Robe Editorial; 1997.
4. Ministério da Saúde (BR). Ato Portaria nº19/GM de 03 de janeiro de2002. [Acesso 2012 mai 01]. Disponível em: http:// dtr2001.saude.gov.br/sas/PORTARIAS/Port2002.
5. Sousa FAEF. Dor: o quinto sinal vital. Rev. Latino-am. Enfermagem. 2002; mai-jun; 15(2): 270-6.
6. Mendonça SHF, Leão ER. Implantação e monitoramento da dor como 5º sinal vital: o desenvolvimento de um processo assistencial. São Paulo: Martinari; 2007.
7. Chaves LD, Leão ER. Dor: 5º sinal vital: reflexões e intervenções de enfermagem. Curitiba: Maio; 2004. P75-84.

8. Boemer, M R. Sobre cuidados paliativos. Rev. esc. enferm. USP [online]. 2009, vol.43, n.3, pp. 500-501. ISSN 0080-6234. http://dx.doi.org/10.1590/S0080-62342009000300001.
9. Nelson H, Gisela DM. Dor e cuidados paliativos. Debate em saúde. Einstein: Educ. Contin. Saúde. 2009; 7 (3 Pt 2): 145-7
10. Cuidado Paliativo/Coordenação Institucional De Reinaldo Ayer de Oliveira. São Paulo: Conselho Regional de Medicina do Estado de São Paulo, 2008
11. Manual de Cuidados Paliativos/ANCP. Editor Ricardo Tavares de Carvalho. Rio de janeiro: Diagraphic, 2009. 320pg.
12. Pimenta CAM. Dor oncológica: bases para avaliação e tratamento. In: Pessini L, Bertachini L. Humanização e cuidados paliativos. 3ª ed. São Paulo: Loyola; 2006.

Índice Remissivo

A

Abordagem e planejamento de cuidados paliativos em pediatria, 73
Aspectos bioéticos da ortotanásia, 21
Aspectos éticos da ortotanásia, 23
Aspectos legais da ortotanásia, 25

B

Boca seca, 64

C

Cuidado paliativo na UTI neonatal, 85
    critérios para a limitação de tratamento, 90
    cuidados com os familiares após a perda, 93
    definição de cuidados paliativos pediátricos, 85
    limitação de tratamento, 88
    pacientes elegíveis, 91
        malformação, 91
        prematuridade extrema, 93
    papel dos pais no processo, 89
    princípios norteadores do tratamento paliativo na UTI neonatal, 86
    qualidade de vida, 91
    tomada de decisão, 88
        decisão médica, a, 88
        deliberação, 88

implementação da decisão, 89
Cuidado paliativo na UTI: abordagem da fisioterapia, 95
   controle da dispneia, 97
   controle da dor, 96
   controle da tosse e da hipersecreção de vias aéreas, 98
   controle da fadiga, 99
Cuidado paliativo na UTI: o papel da enfermagem na equipe multidisciplinar, 103
   identificação do sofrimento social, a, 104
   intervenções diante do sofrimento da equipe multiprofissional, 105
   intervenções diante do sofrimento do paciente e família, as, 104
   modelos de interação interdisciplinar, 103
Cuidados paliativos – identificação e controle dos sintomas, 53
   considerações especiais no final de vida, 68
   controle de sintomas, 57
   dor, 57
      alterações do sono, 64
      boca seca, 64
      controle sintomas durante retirada de medidas terapêuticas, 68
      delírio, 62
      dispneia, 60
      fraqueza, 65
      medo, 65
      roncos terminais, 62
      sintomas de difícil controle e papel da sedação paliativa, 65
   identificação e avaliação de sintomas, 55
   princípios da abordagem de sintomas em UTI, 53
Cuidados paliativos em UTIs pediátricas, 71
   abordagem e planejamento de cuidados paliativos em pediatria, 73
   condições em que o cuidado paliativo deve ser oferecido em UTIs, 72
   cuidados paliativos em pediatria, 72
   definições de intervenções médicas prioritárias no final de vida de crianças, 77
      definição dos objetivos e intervenções médicas, 79
      entendimento da doença, o tratamento disponível e as possíveis limitações, o, 77
      prover as necessidades individualizadas e antecipar eventos, 80
   necessidades das famílias no final de vida de crianças, 76
Cuidados paliativos na UTI: definições e aspectos ético-legais, 19
   aspectos bioéticos da ortotanásia, 21
   aspectos éticos da ortotanásia, 23
   aspectos legais da ortotanásia, 25
   definições, 19

D

Decisão médica, a, 88
Definição de cuidados paliativos pediátricos, 85

Deliberação, 88
Dor, 57

E

Especificidades da comunicação em situações críticas, 5
   aperfeiçoamento da comunicação, 7
   avaliando o conforto do paciente em UTI, 11
   como e o quê falar sobre morte com quem está morrendo, 14
   comunicação como cuidado, a, 14
   comunicação como habilidade social, a, 10
   comunicação corporal, a, 9
   comunicação não verbal, 8
   comunicando com o paciente intubado/traqueostomizado, 12
   importância da comunicação entre paciente – família e equipe nas UTIs, a, 10
   papel do receptor na comunicação, o, 6

F

Família na UTI, a, 2

G / H

Higiene oral dos pacientes, cuidando da, 111

I

Identificação e abordagem inicial do sofrimento, 1
   família na UTI, a, 2
   paciente na UTI, o, 2
   suporte emocional na tríade paciente, família e equipe, o, 3

J / L

Limitação de tratamento, 88

M

Malformação, 91

N

Necessidades das famílias no final de vida de crianças, 76

O

Ortotanásia, aspectos bioéticos da, 21
Ortotanásia, aspectos éticos da, 23
Ortotanásia, aspectos legais da, 25

P

Papel do enfermeiro no controle dos sintomas, o, 107
    cuidando da autonomia, 111
    cuidando da higiene oral dos pacientes, 111
    cuidando do cuidador, 112
    cuidando do paciente com constipação, 111
    cuidando do paciente com dispneia, 110
    cuidando do paciente com dor, 108
    cuidando do paciente com náusea e vômitos, 110
    cuidando dos familiares, 112
    dor como o 5º sinal vital, a, 107
Predições probabilísticas em cuidados paliativos, 41
    definição, 42
        instrumentos relacionados à complicação aguda da doença de base, 46
        instrumentos relacionados à doença de base, 43
        instrumentos validados de prognóstico, 43
        predição clínica, 42
Processo de tomada de decisão: como diferenciar as fases de assistência paliativa na UTI, 33
    abordagem dos cuidados paliativos, a, 34
    aspectos envolvidos no processo de tomada de decisão, os, 36
    papel da equipe multiprofissional no processo de tomada de decisão, o, 38
    papel do médico, do paciente e de sua família, o, 37
    processo de decisão, o, 36

Q

Qualidade de vida, 91

R
Roncos terminais, 62

S
Suporte emocional na tríade paciente, família e equipe, o, 3

T
Tomada de decisão, 88

U
UTI: abordagem da fisioterapia, cuidado paliativo na, 95
UTI: o papel da enfermagem na equipe multidisciplinar, cuidado paliativo na, 103
UTI neonatal, cuidado paliativo na, 85
UTI neonatal, princípios norteadores do tratamento paliativo na, 86

V / X / Z
Vida, qualidade de 91

IMPRESSÃO:

PALLOTTI
GRÁFICA

Santa Maria - RS | Fone: (55) 3220.4500
www.graficapallotti.com.br